Führen in der Sandwichposition

Joel Smolibowski · Monika Ledig-Martin

Führen in der Sandwichposition

Erfolgreich zwischen Management und Team in der Pflege

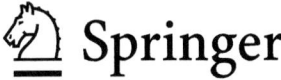

Joel Smolibowski
Bottrop, Deutschland

Monika Ledig-Martin
Wagern, Deutschland

ISBN 978-3-662-71681-6   ISBN 978-3-662-71682-3   (eBook)
https://doi.org/10.1007/978-3-662-71682-3

Die Deutsche Nationalbibliothek verzeichnet diese Publikation in der Deutschen Nationalbibliografie; detaillierte bibliografische Daten sind im Internet über https://portal.dnb.de abrufbar.

© Der/die Herausgeber bzw. der/die Autor(en), exklusiv lizenziert an Springer-Verlag GmbH, DE, ein Teil von Springer Nature 2025

Das Werk einschließlich aller seiner Teile ist urheberrechtlich geschützt. Jede Verwertung, die nicht ausdrücklich vom Urheberrechtsgesetz zugelassen ist, bedarf der vorherigen Zustimmung des Verlags. Das gilt insbesondere für Vervielfältigungen, Bearbeitungen, Übersetzungen, Mikroverfilmungen und die Einspeicherung und Verarbeitung in elektronischen Systemen.
Die Wiedergabe von allgemein beschreibenden Bezeichnungen, Marken, Unternehmensnamen etc. in diesem Werk bedeutet nicht, dass diese frei durch jede Person benutzt werden dürfen. Die Berechtigung zur Benutzung unterliegt, auch ohne gesonderten Hinweis hierzu, den Regeln des Markenrechts. Die Rechte des/der jeweiligen Zeicheninhaber*in sind zu beachten.
Der Verlag, die Autor*innen und die Herausgeber*innen gehen davon aus, dass die Angaben und Informationen in diesem Werk zum Zeitpunkt der Veröffentlichung vollständig und korrekt sind. Weder der Verlag noch die Autor*innen oder die Herausgeber*innen übernehmen, ausdrücklich oder implizit, Gewähr für den Inhalt des Werkes, etwaige Fehler oder Äußerungen. Der Verlag bleibt im Hinblick auf geografische Zuordnungen und Gebietsbezeichnungen in veröffentlichten Karten und Institutionsadressen neutral.

Springer ist ein Imprint der eingetragenen Gesellschaft Springer-Verlag GmbH, DE und ist ein Teil von Springer Nature.
Die Anschrift der Gesellschaft ist: Heidelberger Platz 3, 14197 Berlin, Germany

Wenn Sie dieses Produkt entsorgen, geben Sie das Papier bitte zum Recycling.

„Aus Gründen der besseren Lesbarkeit wird das generische Maskulinum verwendet." Das bedeutet, dass in einem Text die männliche Form (z. B. „der Kunde") verwendet wird, obwohl sowohl Männer als auch Frauen (und Menschen anderer Geschlechter) gemeint sind. Diese Formulierung dient der Vereinfachung der Sprache und soll die Lesbarkeit verbessern, indem sie die gleichzeitige Verwendung von männlichen und weiblichen Formen vermeidet.

Geleitwort

Die von mir sehr geschätzte Schweizer Krankenschwester Liliane Juchli wurde durch das erste umfassende Fachbuch des Pflegeberufs im deutschsprachigen Raum bekannt und hat es treffend und auch heute noch aktuell formuliert: „Ausgebrannte Pflegekräfte bringen keine Wärme mehr, wem nützt ein Leuchtturm, wenn die Lampe nicht brennt?" (Liliane Juchli)

Für mich war der Glaube an die Würde jedes Menschen eine Selbstverpflichtung in der Pflege, resultierend aus der Erkenntnis, dass der Mensch eine Einheit von Körper, Seele und Geist ist. Pflege ist für viele eine Berufung, die Zeugnis gibt von der Würde des Menschen. Mit Ihrem Buch, zum dem ich Ihnen gratuliere, vermitteln Sie den Pflegenden und Frauen und Männer, die Führung wahrnehmen, wichtige Botschaften für Alltagssituationen.

In meinen aktiven 40 Jahren, in denen ich in unterschiedlichen Aufgaben und Hierarchieebenen geführt habe, konnte ich viel lernen, denn Führung ist eine tägliche Herausforderung. Ich bin heute noch dankbar, dass ich mit Menschen im Team zusammenarbeiten durfte, die mir Rückmeldung gegeben haben, auch wenn diese nicht immer angenehm war. Es war ein immer wiederkehrender Lernprozess in unterschiedlichen Situationen. Für mich war die schönste Berufserfahrung die Zeit, in der ich Pflegende ausbilden durfte.

Heute erleben wir einen Mangel an Fachkräften in der Pflege, vor allem im Bereich der Seniorenheime. Die demographische Entwicklung unserer Gesellschaft wird für die Pflege noch weitere Herausforderungen mit sich bringen. Nicht nur in Zeiten des Pflegemangels oder der Pandemie sollten die Pflegenden eine große Wertschätzung erfahren.

Mit ihrer Fach- und Sozialkompetenz setzen sie sich für die Würde des Menschen ein und auch wenn die Überforderung hin und wieder zu Fehlleistungen führt, verdient der Einsatz Dank und Anerkennung. Ich wünsche den Herausgebern des Buches, dass die Leser und Leserinnen von der Lektüre in vielfältiger Weise profitieren, mit einem nachhaltigen Impuls für eine ethisch verantwortete Entscheidungskultur der Führenden in der Pflege.

Sr. Dr. h.c. Basina Kloos

Vorwort

Gute Führung wird in naher Zukunft einer der entscheidenden Faktoren für das Überleben von Pflegeeinrichtungen sein. Der scharfe Zahn der demographischen Entwicklung nagt an der Personaldecke aller Einrichtungen. Fachkräftemangel ist schon lange traurige Realität. Der Kampf um die Köpfe, der branchen- und grenzübergreifend wütet, macht es fast unmöglich, Personal in ausreichender Form zu rekrutieren. Die Verlockungen aus dem Ausland (höhere Löhne, bessere Anerkennung und Reputation) machen es darüber hinaus schwer, Leute zu halten. Die Gen Z, die zeitnah die Lücken auffüllen muss, hat eine ganz andere Vorstellung von Leben und Arbeit und ist nicht mehr in dem bisherigen Maße gewillt, sich bis zur Selbstaufgabe aufzuopfern. KI und Robotik werden ebenfalls Einzug in den Pflegealltag halten und eine zusätzliche Herausforderung für die Führung sein.

Bei all dem kommt den Führungskräften in sogenannten Sandwichpositionen eine besondere Bedeutung zu: Sie müssen Brücken zwischen Mitarbeitern und Geschäftsführung bauen, Kitt im Team sein, Lösungen kreieren und Impulse nach oben und unten weitergeben. Für diese Aufgabe ist ein ganz besonderes, wertebasiertes Selbstverständnis notwendig, das auf einer authentischen Persönlichkeit beruht.

Dieses Buch soll Lust darauf machen, diese ganz besondere Herausforderung anzunehmen und Wege aufzeigen, sich selbst gezielt weiterzuentwickeln. Führungsaufgaben in der Pflege bieten die Möglichkeit der Persönlichkeitsentwicklung, geben Erfüllung und Sinn und immer die Gewissheit, Gutes zu tun.

Die Autoren wünschen allen in der Pflege Tätigen viel Kraft und Erfolg bei der Ausübung ihres wichtigen Berufes sowie viel Spaß und Inspiration beim Lesen.

Monika Ledig-Martin
Joel Smolibowski

Inhaltsverzeichnis

1	**Führungskraft – und nun?**	1
1.1	Umgehen mit der neuen Rolle – Aufräumen mit Mythen	1
1.2	Was ist das Besondere an einer Sandwichposition? Organisatorisch, menschlich, rechtlich	7
	Literatur	14
2	**Grundlagen von Leadership und Menschenführung**	15
2.1	Ein Leader ist kein Bestimmer! – Was ist Menschenführung?	15
2.2	Leadership für Einsteiger und Fortgeschrittene – Die Bausteine guter Menschenführung	19
2.3	Matthäus ist kein guter Trainer – Warum eine Führungskraft andere Qualitäten als eine Fachkraft haben muss	24
2.4	Immer dieselben Fehler – Die richtige Auswahl von Führungskräften	27
2.5	Wertschätzung – Immer wieder Wertschätzung	29
	Literatur	33
3	**Grundlagen der Persönlichkeitsbildung**	35
3.1	Fachwissen ist die Grundlage – Persönlichkeit ist der Schlüssel	35
3.2	All the world's a stage – Eine Rolle innehaben heißt aber nicht, sich zu verstellen	39
3.3	Wer bin ich? – Selbstverständnis erarbeiten	41
3.4	Was will ich? – Nur wo ein Wille ist, ist ein Weg	47
3.5	Von den Besten lernen – Wie wird man zur Persönlichkeit	51
	Literatur	54
4	**Kommunikation**	55
4.1	Kommunizieren, statt nur reden – Der Unterschied zwischen Reden und Kommunizieren	55
4.2	Wie man kommunizieren lernt – Das „Einmaleins" ganz leicht erklärt	59
4.3	Aye, Aye, Captain! – Endlich klar kommunizieren	62
4.4	Muss man in einer Sandwichposition besonders kommunizieren? – Nein! Aber…	64

4.5	Wissen macht Ah! – Erklären ist wie Tennis.	65
Literatur.		68

5 Das Team ist alles. ... 69
5.1	Team ist Training – Wie schafft man ein gutes Team?	69
5.2	Der Teamkiller Nr. 1 – Umgehen mit Mobbing und schlechtem Reden übereinander.	72
5.3	Das magische Tripple – Dankbarkeit, Wertschätzung und Respekt!	78
5.4	Menschen besser machen – Intelligenz ist lernbar.	81
5.5	Vertrauen zahlt sich aus – Richtig delegieren	84
Literatur.		88

6 Das Verhältnis zu sich selbst, zu Vorgesetzten und Mitarbeitern ... 89
6.1	Das A und O der Führung – Klare Aufgaben, passende Kompetenzen und die Antwort, wann Regeln funktionieren.	89
6.2	Wenn man meint, die Welt auf den Schultern zu tragen – Von Extremsituationen bis zu eingebildeten Verantwortungen.	92
6.3	Alles wird anders – Umgang mit der Generation Z.	98
6.4	Ein Krake hat nur acht Arme – Arbeiten in Unterbesetzung.	103
6.5	Wie sag ich's meinen Leuten – Brücken bauen zu Vorgesetzten und Mitarbeitern.	105
6.6	Blauhelm, Blitzableiter und Boxbeutel – Umgang mit schwierigen und handgreiflichen Patienten, Angehörigen und Kollegen	110
Literatur.		112

7 Alles, was Recht ist – Das juristische Einmaleins der Führungskraft ... 115
7.1	… und täglich grüßt das Murmeltier - Arbeitszeiten und Dienstpläne.	115
7.2	Wenn die Tochter anruft – Datenschutz in der täglichen Arbeit.	118
7.3	Wenn alles zu viel wird – Überlastungs- und Gefährdungsanzeige.	121
7.4	Von BtM bis AGG – Überblick über weitere juristische Tretminen.	123
Literatur.		127

8 Was die Zukunft bringt. ... 129
8.1	Ein seriöser Blick in die Zukunft – Überblick über das, was kommt	129
8.2	Auswirkungen auf die tägliche Führungsarbeit – Von KI bis Gen Z.	140
8.3	Auswirkungen auf das Profil von Führungskräften in einer Sandwichposition.	141
Literatur.		142

Führungskraft – und nun? 1

> **Zusammenfassung**
>
> Das Kapitel „Führungskraft – und nun?" beschäftigt sich mit den Ängsten und Mythen, die sich um Sandwichpositionen in der Pflege ranken – räumt mit ihnen auf und gibt einen ersten Überblick, wie die Rolle als mittlere Führungskraft in einer Gesundheits- und Pflegeeinrichtung zu verstehen ist. Dabei werden die menschlichen, organisatorischen und rechtlichen Besonderheiten, die auf der einen Seite eine Stelle als Stations-/Wohnbereichsleitung und auf der anderen Seite diejenige als Pflegedienstleitung ausmachen, umrissen. Ziel des Kapitels ist es, diffuse Ängste zu nehmen und ein grundlegendes Verständnis von den Möglichkeiten und Chancen einer solchen Brückenfunktion zu vermitteln.

1.1 Umgehen mit der neuen Rolle – Aufräumen mit Mythen

Nach der Beförderung kommt in der Regel die Katerstimmung. Wie um alles in der Welt soll man nun die neue Rolle ausfüllen? Welche Erwartungen werden von meinen neuen Vorgesetzten in mich gesetzt, wie verhalte ich mich gegenüber den alten Kollegen, die nun meine Mitarbeiter geworden sind? Woran und wie wird die eigene Arbeit jetzt eigentlich gemessen?

Befragt man mittlere Führungskräfte – insbesondere Stations- und Abteilungsleitungen – wie sie zu ihrer Position gekommen sind, hört man nur selten, dass sie sich aktiv um diese Stelle bemüht haben. In der Regel hat „man mich gefragt, ob ich das nicht machen könne", oder „die PDL/der Rest vom Team meinte, ich wäre die Richtige dafür" sowie „niemand anders wollte das außer mir machen." (Cobaugh 2025) Die wenigsten fühlten sich wirklich berufen und bereit und freuten sich auf die neue Funktion. Die meisten gehen also mit viel Herzrasen und

Unsicherheit an die neue Aufgabe. Sie haben keine Ahnung, was Führung überhaupt bedeutet.

Die meisten gehen getrieben von einem großen Harmoniebedürfnis und großer Konfliktscheue an ihre neue Position (Combaugh 2025) und versuchen, es allen recht zu machen, ohne selbst eine Vorstellung von einer guten Führung zu haben. Dies ist eine der Stolperfallen, die einen schnell zu Fall bringen kann.

Diese Probleme und Ängste teilen Führungskräfte in der Pflege mit fast allen Führungskräften in vielen Branchen. Führungskompetenz – vor allem das Führen von Menschen – ist etwas, was man nie gelernt hat. Was eine Führungskraft wirklich ausmacht, wabert als diffuse und schemenhafte Erwartung der Mitarbeiter und Vorgesetzten im Raum, die niemand wirklich ausspricht und schon gar nicht konkretisiert. Führungskraft, das meinen viele, ist etwas, in das man hinwächst. Das mag sein, doch das wäre reiner Zufall. Führungskräfte fallen nicht vom Baum, wie reifes Obst.

Ein gutes Beispiel, dass Führungsqualitäten erlernt werden müssen und auch können, ist Fußball. Man kann natürlich irgendeinen beliebigen Fußballspieler auf die Trainerbank setzen und sagen: „Mach mal den Trainer! Du hast doch auch gut Fußball gespielt. Dann kannst Du ja auch das Team leiten." Abgesehen davon, dass der DFB eine Trainerlizenz verlangt, ist auch sonst jedem klar, dass es doch etwas mehr bedarf, als „nur" ein guter Kicker gewesen zu sein. Dasselbe gilt übrigens auch für die Stelle als Kapitän auf einem Schiff oder einem Offizier bei der Bundeswehr. Immer sind sich alle einig, dass es mehr als guter Fachkenntnis bedarf, um eine gute Führungskraft zu sein; und natürlich müssen diese Fähigkeiten antrainiert werden. Nur in einem Job wie der Pflege ist das anders. „Führung" in all ihren Facetten spielt in keinem Ausbildungsabschnitt die Rolle, die ihr zukommen müsste. Dabei wäre es in diesem Job mindestens genauso wichtig, Führung richtig gelernt zu haben. Dies gilt insbesondere in einer sogenannten Sandwichposition.

Kurse oder „Onboarding-Maßnahmen" für Führungskräfte in Sandwichpositionen, also Stations- oder Wohnbereichs- bzw. Pflegedienstleitungen, fokussieren sich auf organisatorische Kompetenzen, wie Zeitmanagement, Controlling oder Organisationsoptimierung. Ob jemand eine gute Führungskraft wird, hängt aber von drei anderen Faktoren ab. Der erste dieser Faktoren ist ein gesundes Führungsverständnis, der zweite ist die Kompetenz, Menschen zu führen und der dritte ist eine professionelle, effektive Kommunikation. Diese Komponenten finden sich leider nicht in den Ausbildungsinhalten der Pflegekräfte und nur unzureichend in den Weiterbildungskonzepten zur Stationsleitung und PDL wieder, obwohl sie sich i. d. R. über ein ganzes Jahr erstrecken.

Die Literatur (Herzig-Walch m. w. N. 2009) bemängelt schon lange unzureichende kommunikative Fähigkeiten, die zu erheblichen Problemen mit Kollegen, Patienten und Angehörigen (Schützendorf und Wallfrafen-Dreisow. 2004) führen. Vereinzelt hat der Ausbildungsbetrieb hierauf auch schon reagiert und bietet halbherzig die Möglichkeit an, die Kommunikation zu verbessern. Diese Versuche müssen aber am Ende in der Masse scheitern. Kommunikation kann nicht isoliert betrachtet werden, sondern ist immer Ausdruck eines individuellen

Führungsselbstverständnisses. Selbstverständnis und Kommunikation sind die Basis für Leadership und Menschenführung – insbesondere in einer Sandwichposition.

Der Erwerb von Führungsfähigkeiten und Teambuilding wird darüber hinaus in den seltensten Fällen als kontinuierlicher Prozess, sondern vielmehr als einmalige Maßnahme betrachtet. Dabei geht es nicht um das einmalige Erlernen von ein paar Handgriffen, sondern eines komplexen inneren Selbstverständnisses. Dieser Prozess ist praktisch nie abgeschlossen und muss ständig in Gang gehalten werden. Dies scheinen die wenigsten Einrichtungen wirklich verstanden zu haben. So muss dann der mit großem Gönnerblick „spendierte" zusätzliche dreitägige Blitzkurs „Führen für Einsteiger" oder das als großzügiges Inzentiv „verkaufte" eintägige „Teambuilding-Event" ausreichen, um einen Haken hinter diese Angelegenheit zu machen. „Arbeit ist schließlich keine Pfingstkirmes." Die Entwicklung von Führungs- und Teamqualitäten ist aber ein kontinuierlicher Prozess, der kein Ende hat.

Dieses Buch soll die fatalen Lücken der Ausbildung schließen und die Leserin/den Leser in die Lage versetzen, seine bzw. ihre neue Funktion angstfrei, mit Freude und Selbstbewusstsein auszufüllen. Gutes Führen ist nicht schwer und kann erlernt werden.

Um den Job als Führungskraft in einer Sandwichposition ranken sich zahlreiche Mythen. Die meisten von ihnen sind falsch. Sie zeichnen ein verzerrtes Bild von den tatsächlichen Anforderungen der Aufgabe und versperren so den Blick auf die wirklichen Notwendigkeiten und Möglichkeiten, die diese Rolle bietet. Räumen wir also direkt zu Anfang mit den schlimmsten Mythen und falschen Annahmen auf. Unsere Top 10 der gravierendsten Fehleinschätzungen sowie die jeweils ergänzende Richtigstellung sollen direkt die größte Angst vor einer Sandwichposition nehmen und die Weichen im Hinblick auf ein gesundes Rollenverständnis stellen.

1.1.1 Erster falscher Mythos: Führungskräfte sind die besseren Fachkräfte

Eine Führungskraft muss fachlich nicht alles besser als ihre Mitarbeiter können. Dies ist eine Mär, die nicht nur falsch ist; sie hätte, legt man diese seiner Arbeit als Führungskraft zugrunde, auch fatale Folgen. Hierauf werden wir später noch vertieft eingehen. Man muss also nicht der Beste sein. In einer Führungsrolle ist Fachexpertise nur mittelbar wichtig. Denken sie wieder an einen Fußballtrainer! Von einer Führungskraft werden zwei Dinge erwartet: Das erste ist, dass sie jeden einzelnen Mitarbeiter fachlich besser macht und das zweite ist, das sie das Team zusammenhält. Ob der Trainer besser spielt als die Elf auf dem Platz, interessiert niemanden. Im Gegenteil: Wer käme auf die Idee, Messi, Ronaldo oder Haaland auf die Trainerbank zu setzen? Tatsächlich kommen aber die besten Spieler der Welt zu den Vereinen mit denjenigen Trainern, die sie jeden Tag ein Stückchen besser machen. Das gilt für jede Branche – auch für die Pflege.

1.1.2 Zweiter falscher Mythos: Als Führungskraft wird man geboren

Der nächste Mythos ist, dass man „Führen entweder kann – oder eben nicht". Führung ist keine genetische Mutation wie ein drittes Auge oder vier Arme. Eine Führungskraft zu sein, ist ein Selbstverständnis, das man sich aneignen kann, wie jede andere Fähigkeit auch. Manche haben aufgrund ihres Werdegangs damit weniger Schwierigkeiten, andere mehr. Am Ende ist es etwas, das fast jeder erlernen kann. Es zeigt sich, dass selbstreflektierte Menschen, die wissen, was sie wollen und über gute allgemeine Kommunikationsfähigkeiten verfügen, bessere Startbedingungen haben. Aber selbst, wenn diese Fähigkeiten noch nicht besonders ausgeprägt sind, lassen sich Authentizität, Willensbildung und Kommunikation gut lernen.

1.1.3 Dritter falscher Mythos: Führen und managen sind dasselbe

Eines der grundlegendsten Missverständnisse ist, dass „Führung" und „managen" synonym zu verstehen sind. Es ist unbestritten, dass sogar einige Fachbücher hier keinen Unterschied machen, dadurch wird es aber nicht richtig. Das Managen von Tätigkeiten ist eine strukturierende Tätigkeit, die vor allem Abläufe und Organisation betrifft. Die Menschenführung ist etwas ganz anderes. Viele Führungskräfte managen sich „zu Tode"; sie ergehen sich in Excel-Listen, Aufgabenzuweisungen und Organigrammen. Und trotzdem haben sie immer das Gefühl, dass ihnen alles entgleitet. Führen – insbesondere in einer Sandwichposition – bedeutet aber vor allem kommunizieren und Brücken bauen. Und so ziehen sich viele Führungskräfte zurück und managen im stillen Kämmerlein, während sie eigentlich mit den Menschen zusammenarbeiten und führen sollten. Führungskraft kommt von „führen" und nicht von „sich verstecken".

1.1.4 Vierter falscher Mythos: Als Führungskraft braucht man Macht

Mit der Macht ist das eine komplizierte Sache. Eine wirkliche Führungskraft braucht selbstverständlich keine Macht. Sie führt im Idealfall auf der Basis von Vertrauen. Macht brauchen nur Menschen, die andere Menschen zwingen oder verführen wollen.

Allerdings wissen die wenigsten Führungskräfte, was wirklich „Führung" bedeutet und kennen damit auch nicht den Unterschied zu „Macht". Da Führungskräfte und Vorgesetzte oft als etwas Negatives angesehen werden, da sie nicht selten ihre Macht negativ ausnutzen, versuchen viele in der neuen Rolle, bloß keine „Macht" auszuüben. Dies führt nicht selten dazu, dass auch keine Führung mehr stattfindet. Hiervon sind besonders solche Personen betroffen, die sich trotz ihrer neuen Rolle immer noch als normale Mitglieder im Team sehen, die lediglich die Zusatzaufgaben haben, Dienstpläne zu schreiben, zu motivieren und für gute Laune zu sorgen. Richtiges Führen besteht darin, gemeinsam Probleme zu lösen und Herausforderungen zu meistern, die der Alltag bereithält. Statt Macht sind die Schlüssel für eine gute Führungskraft Authentizität und Kommunikationsstärke. Auf dieser Basis erfolgen dann klare Entscheidungen, Konfliktlösungen und Regelungen. Zu diesem wichtigen Punkt wird im Weiteren noch vertiefend eingegangen.

1.1.5 Fünfter falscher Mythos: Es gibt exklusives Führungswissen, das niemanden etwas angeht

Nicht wenige Führungskräfte sind überzeugt, dass sie den Stein der Weisen gefunden haben und nun wissen, wie alles zum Besten wird. Allerdings darf ihre „Inspiration" und ihre „Lösung" niemand anderes erfahren. Hintergrund ist die Angst, dass man sich dann austauschbar macht und seine Lösungen nun von anderen kopiert werden könnten. Und wieder muss der Fußball herhalten: Was würde wohl ein Sportvorstand einem Trainer sagen, der behauptet, er wüsste, wie er die Meisterschaft gewinnen kann, es aber keinem der Spieler verrät?

1.1.6 Sechster falscher Mythos: Der Chef hat immer das letzte Wort

Führen ist ein Prozess, der kein letztes Wort kennt. Das letzte Wort will nur derjenige haben, dem es nicht um eine Lösung geht, sondern darum, Macht auszuüben. Darum geht es aber gerade nicht. In einem Team geht es immer darum, Lösungen zu finden, nicht darum, recht zu behalten.

1.1.7 Siebter falscher Mythos: Eine Führungskraft macht keine Fehler

Natürlich macht eine Führungskraft Fehler. Jeder macht das. Eine Führungskraft ist da keine Ausnahme. Wir haben in Deutschland eine unglaublich toxische Beziehung zu Fehlern. Diese ist das Ergebnis unserer Schule. Hier wird jedem Kind Angst und das unerschütterliche Bewusstsein eingeimpft, dass nur Versager Fehler machen. Ein Wahnsinn, den wir als Erwachsene noch weiter pflegen und sogar vertiefen. Unsere Gesellschaft empfindet Fehler als ebenso unanständig, wie nackt in der Oper zu sitzen. Dabei berauben wir uns der Möglichkeit, wirklich über uns hinaus zu wachsen, unser Potenzial auszuschöpfen und der Mensch zu werden, der wir sein können. Eine gesunde Fehlerkultur ist der unbestechliche Beweis für einen Menschen, der vor Selbstvertrauen strotzt. Nur kleine und schwache Menschen können keine Fehler zugeben und versuchen diese immer bei anderen zu suchen.

1.1.8 Achter falscher Mythos: Loben ist dasselbe wie wertschätzen

Den Unterschied zwischen „Loben" und „Wertschätzen" zu kennen, ist essenziell. Während ein Lob immer situativ und insoweit äußerst flüchtig ist, bezieht sich die Wertschätzung immer auf die Person als solche. Wertschätzung muss immer die Grundlage jedes Handelns sein. Lob ist der ehrliche und wichtige Ausdruck, dass eine Leistung gewürdigt wird. Lob ohne Wertschätzung wird nie als solcher empfunden. Fehlende Wertschätzung führt zu innerer Kündigung bis hin zu psychischen und physischen Krankheiten.

1.1.9 Neunter falscher Mythos: Nicht gemeckert ist genug gelobt

Wer diese Einstellung als Führungskraft lebt, zerstört auf Dauer das Selbstwertgefühl jeden Mitarbeiters und würgt wichtiges Vertrauen ab. Dies behindert eine optimale Entwicklung der Teammitglieder. In Deutschland ist die „Lob-Kultur" sehr schwach ausgeprägt. Menschen ohne Grund ein Kompliment zu machen, sich mit ihnen zu freuen oder sie für etwas zu loben, das sie getan haben, geht den Meisten nur sehr schwer über die Lippen. In japanischen Reiseführern wird übrigens vor der sehr unterkühlten Art der Deutschen gewarnt. Diese sei geeignet, nicht nur Befremden zu erzeugen, sondern wirke nicht selten einschüchternd. Inhaltlich gleiche Warnungen erhalten viele amerikanische Touristen, wenn sie unser Land besuchen. Wir Deutschen verwechseln Nettigkeit oft mit Oberflächlichkeit und meinen, unsere distanzierte Art wäre besonders tiefgründig. Im professionellen Umgang ist sie äußerst schädlich.

1.1.10 Zehnter falscher Mythos. Einmal gesagt muss reichen

Bei der Führung geht es immer darum, ein funktionierendes Team zu schaffen – und Team bedeutet Training. Training besteht aus Üben und täglichem Repetieren. Eine Gruppe von Menschen kann nur dann zu einem Team werden, wenn Abläufe immer wieder eingeübt werden – und zu den Abläufen gehören nicht nur die Handgriffe, sondern insbesondere der Umgang mit der Individualität jedes Einzelnen. Die Möglichkeit, Dinge schnell zu begreifen, hängt zunächst einmal von der genetischen Präposition der Synapsen ab. Manche Menschen begreifen schneller, andere brauchen länger. Dieser Umstand sagt aber nichts über die Intelligenz der Menschen aus. Im Ergebnis bedarf es nur in den wenigsten Fällen lediglich einer einzigen Erklärung.

Außerhalb jeder Konkurrenz läuft der neueste Management-Mythos. Demnach sei die „Zeit der Nettigkeit" gegenüber Mitarbeitern und Mitarbeiterinnen für beendet erklärt (Beil und Kewes 2024). Vorgesetzte müssten „wieder mit harter Hand" führen. So eine Aussage zeugt lediglich von einem toxischen Verständnis einer Führungsrolle. Jeder Vorstand sollte sich überlegen, ob er so eine Person als Führungskraft behalten soll. Selten wurde die grundsätzliche Unfähigkeit mit den komplexen Anforderungen umzugehen besser auf den Punkt gebracht. Wer keine andere Antwort auf die Herausforderungen dieser Zeit findet als autoritäres Gehabe, gehört allenfalls in ein Panoptikum. Führung basiert immer auf Wertschätzung, Respekt und guten Manieren. Rüpelhaftes Verhalten – und nichts anderes impliziert diese Aussage – gehört nirgendwo hin.

1.2 Was ist das Besondere an einer Sandwichposition? Organisatorisch, menschlich, rechtlich

Eine Sandwichposition wird oft als besonders herausfordernd empfunden. Der Grund dafür liegt zum einen in einer dreifachen Erwartungshaltung. Auf der einen Seite ist da der nächste Vorgesetzte, der Anweisungen gibt. Auf der anderen Seite sind die Belange der Mitarbeiter zu berücksichtigen. Daneben gilt es noch, die Anliegen der Kolleginnen und Kollegen mit vergleichbarer Position mit den eigenen Erwartungen und denen von Mitarbeitern und Vorgesetzten in Einklang zu bringen.

Allen Sandwichpositionen – von Stationsleitung bis PDL – ist gemein, dass viele Aufgaben nicht nur delegiert, sondern auch ausgeführt werden; insbesondere dann, wenn es sich um Fachaufgaben handelt. Somit kommen zu den fünf klassischen Managementaufgaben Planung, Organisation, Personaleinsatz, Führung und Kontrolle auch noch spezifische Fachaufgaben. Diese Mehrfachfunktion ist es, die diese Aufgabe auf der einen Seite so besonders reizvoll und interessant, aber auch anspruchsvoll macht. Hieraus erwachsen bestimmte organisatorische, menschliche und rechtliche Problemfelder, die ineinander verwoben, spezifisch und charakteristisch für eine solche mittlere Führungsaufgabe sind.

1.2.1 Kommunikation als Schlüsselkompetenz

Eine der wichtigsten Eigenschaften dieser Führungsrolle ist die besondere Wichtigkeit professioneller Kommunikation.

In der Pflege kommt der Kommunikation von Information von „oben" nach „unten" eine besondere Bedeutung zu. Hier besteht oft das größte innere Konfliktpotenzial, da nicht selten unangenehme oder als falsch empfundene Regelungen oder Anweisungen weitergegeben und umgesetzt werden müssen. Diese Situationen werden von den meisten mittleren Führungskräften als besonders unangenehm empfunden. Der Grund liegt in der Regel in mangelhaften kommunikativen Fähigkeiten.

Auf der anderen Seite wird von der Geschäftsführung oder dem Vorstand oft übersehen, dass Führung in der Sandwichposition keine Einbahnstraße ist, bzw. nur von oben nach unten läuft. Der Umstand, dass die Mitarbeiter in den mittleren Führungspositionen wichtige Informationen auch in die andere Richtung kommunizieren (können), spielt für viele sogenannte „Top-Führungskräfte" leider keine Rolle.

Viel zu selten werden Ideen und Vorschläge sowie Hinweise auf Missstände, aber auch gutes Gelingen gehört oder sogar aktiv eingefordert. Dabei sind diese Informationen aus erster Hand als Grundlage bei der Formulierung oder Revision von Strategien von unschätzbarem Wert.

Die Ergebnisse einer Studie aus dem Jahr 2021 (Ahmed 2021) haben gezeigt, dass die Unterstützung des mittleren Managements im Gesundheitswesen entscheidend ist, um ein Gefühl des Wandels bei anderen unmittelbaren und relevanten Parteien innerhalb des Unternehmens zu schaffen und gleichzeitig unnötige Kosten und Verluste zu minimieren.

Mittlere Führungskräfte kommunizieren aber auch auf horizontaler Ebene zwischen den Abteilungen und stellen so Arbeits- und Betriebsabläufe sicher. Über das Unternehmen hinaus stehen sie – insbesondere in der Altenpflege – auf den Stationen sowie in der Pflegedienstleistung ständig mit externen Patienten, Angehörigen, externen Ärzten und Lieferanten aber auch mit Behörden im Austausch und nehmen dabei eine wichtige Vertrauens- und Vermittlerrolle ein.

1.2.2 Richtiges Rollenverständnis

Viele Ratgeber und Bücher, die über das Führen in einer sogenannten Sandwichposition geschrieben wurden, verbreiten eine Menge Angst. Es wird eine „Hammer-Amboss-Situation" skizziert, in der man immer wieder Gefahr läuft, aus verschiedenen Gründen zwischen den „Fronten" aufgerieben zu werden und es am Ende keinem recht machen zu können.

Tatsächlich beruhen solche Darstellungen immer auf grundlegenden Fehleinschätzungen und einem falschen Rollenverständnis. Eine „Hammer-Amboss-Situation" kann nur entstehen, wenn man sich von vornherein in einer Opferrolle sieht. Diese Sicht rührt daher, dass sich die Personen, die diese Rolle bekleiden, nicht mit ihr identifizieren. Dies liegt insbesondere daran, dass sie überhaupt kein Verständnis von ihr haben. Entweder fühlen sie sich noch als „einfache" Schwester, die durch einen blöden Zufall jetzt „alles regeln muss". Oder sie fühlen sich als eine Führungskraft mit beschränkten und immer insuffizienten Kompetenzen – Quasi eine Führungskraft „zweiter Klasse".

Aus diesem falschen Verständnis heraus spielen insbesondere viele Stations- oder Wohnbereichsleitungen nach ihrer Beförderung schnell mit dem Gedanken, ihre Position wieder abzugeben. Angetreten mit den „besten Vorsätzen" verlieren sie sich schnell in dem Gefühl, dass sie der Position einfach nicht gewachsen sind, vom Team ausgenutzt und ständig verletzt werden. Am Ende steht dann die resignierte Fehleinschätzung, versagt zu haben. Von besonderer Brisanz ist es, wenn der Vorgänger oder die Vorgängerin im Amt (die ebenfalls schon zurückgetreten war) immer noch im Team ist. Denn auch der oder die ist in der Regel der Meinung, dass er/sie versagt hat; und Schuld hat selbstverständlich das Team, das nicht mitgezogen und alles nur unerträglich gemacht hat – ebenfalls eine klassische Fehleinschätzung, die in einem späteren Kapitel ausführlich behandelt und zu der ein klares Lösungskonzept vorgestellt wird.

Die explosive Mischung verstärkt sich, wenn nicht nur eine zurückgetretene Führungskraft im Team verbleibt, sondern sogar mehrere „gescheiterte" Ex-Führungskräfte im Team sind. Hier besteht die Gefahr, dass diese sich auf bestimmte, subtile Art und Weise „verbünden", um auch der Neuen zu zeigen, dass sie nicht besser ist als sie und natürlich ebenso an der Aufgabe scheitern muss. Die Position der Stationsleitung kann so schon im Vorfeld toxisch beladen sein.

Ungeachtet der ganzen Herausforderungen ist die Funktion einer Stations- oder Pflegedienstleitung eine Stelle ganz besonderer Art. Sie beschreibt eine Scharnier- und Brückenfunktion, die viele Möglichkeiten und ein breites Spektrum der persönlichen und beruflichen Entfaltung bietet. Die oben beschriebenen Probleme müssen erkannt werden. Sie in den Griff zu bekommen ist kein Ding der Unmöglichkeit. Wer den Charakter der Führungsrolle wirklich versteht, ist in der Lage, diese gut und ohne dabei Schaden zu nehmen, auszufüllen. Verständnis für diese spannende und erfüllende Aufgabe als mittlere Führungskraft in der Pflege zu schaffen und praxisbezogene Lösungswege anzubieten, ist ein wichtiges Ziel dieses Buches.

1.2.3 Komplexe Herausforderungen

Eine 2013 durchgeführte Studie der Dr. Jürgen Meyer Stiftung (Fifka 2013) legt offen, dass Menschen in einer mittleren Führungsposition komplexen Herausforderungen gegenüberstehen. Neben dem Umgang mit der eigenen Rolle, dem empfundenen Leistungsdruck, der eigenen Qualifikation und ethischen Konflikten werden auch strategische Herausforderungen als besonders problematisch empfunden. Oft fühlen sie sich allein gelassen.

Zehn Jahre später (2023) zeigte sich bei einer Wiederholung der Studie (Fifka 2023), dass die Gewichtung der wichtigsten Problemfelder bei Personen im mittleren Management eine deutliche Verschiebung erfahren hatte. Diesmal liegen die Personalführung und Informationsvermittlung im Fokus der Teilnehmer. Dabei stuften Frauen die Funktionen Personalführung und Informationsvermittlung noch wichtiger ein als Männer.

Ganz konkret sehen sie die Herausforderung in einer zunehmenden Vielfalt und Komplexität ihrer Aufgaben. Die Umsetzung von Vorgaben der Unternehmensleitung, die in den Vorgängerstudien als primäres Problemfeld wahrgenommen wurde, wird auch weiterhin als sehr schwierig gesehen. Darüber hinaus haben auch viele Zweifel an der Nachhaltigkeit des eigenen Geschäftsmodells. Mangelnder Nachhaltigkeit wird vor allem von jüngeren Führungskräften ein stärkeres Gewicht beigemessen als von älteren.

Des Weiteren werden ein höherer Leistungsdruck und eine stärkere Arbeitsbelastung mit der neuen Führungsposition verbunden. So zeigt die Studie, dass mehr als die Hälfte der Befragten einen starken oder sehr starken Druck von „oben" verspürten, während ein solcher Druck von „unten" bei ca. 30 % verspürt wurde. „Dauerbrenner" bei über 60 % ist die Klage über zu wenig Personal und Ressourcen.

1.2.4 Personal, Führung und Verantwortung

Personalknappheit ist in der Pflege ein Problem, dessen Lösung hochkomplex ist. Die derzeitigen Ansätze sind jedenfalls nicht geeignet, die Zukunft einer menschenwürdigen und umfassenden Pflege sicherzustellen. Diese Personalknappheit und die damit verbundenen Herausforderungen, z. B. den Dienstplan ordentlich aufstellen zu können, führt ganz häufig zu einem sehr pflegespezifischen Problem: der eingebildeten Verantwortung. Hintergrund dieses Phänomens, dass insbesondere in der Pflege gehäuft auftaucht, ist, dass sich die Führungskraft allein dafür verantwortlich fühlt, dass die Dienste besetzt sind. Aus dieser falschen Vorstellung entsteht ein extremer Stress, der nicht selten zu einer dauernden Überforderung führt. Eine nicht existente Verantwortlichkeit, für die es keine Kompetenzen gibt, führt immer zu psychischen Ausnahmesituationen, die auf Dauer in den Burnout führen. Die Einzelheiten zu dieser zentralen Herausforderung und wie man damit professionell umgeht, werden in einem späteren Kapitel erläutert.

Neben den eingebildeten Verantwortlichkeiten stellt die ganz neue Einstellung dieser Generation Führungskräfte vor viele neue Herausforderungen. Ein anderes Selbstverständnis im Hinblick auf die Work-Life-Balance und eine vollständige Abkehr von dem Ideal einer sich selbst aufopfernden Schwester sind immer wieder Grund und Anlass für schwelende oder offene Konflikte. Auch dieses Phänomen sowie der Umgang mit falschen Erwartungen werden im Weiteren besprochen.

Eine schwindende Personaldecke, immer mehr Teilzeitkräfte, KI und Digitalisierung machen strukturelle Veränderungen notwendig. Diese werden im besten Fall von den Stations- und Pflegedienstleitungen selbst initiiert. In dieser Herausforderung steckt ein enormes Potenzial gerade für die mittlere Führungsriege, den notwendigen und nicht aufzuhaltenden Veränderungsprozess in der Pflege aktiv mitzugestalten und so der Brücken- und Scharnierfunktion optimal gerecht zu werden.

Als letzten Punkt nehmen knapp ein Drittel zu viel „Machtpolitik" unter den Kollegen als Problem wahr. Der Sprengstoff, der in diesem Punkt steckt, erschließt sich erst auf den zweiten Blick. Der Grund hierfür ist, dass viele Führungskräfte konfliktscheu sind und Angst vor Kritikgesprächen haben. Hierbei spielt die Angst vor möglichen Reaktionen der Mitarbeiterin (emotional, nachtragend, Krankenschein etc.) die entscheidende Rolle. Immer wieder tappen dann z. B. Stationsleitungen in die Falle, den Weg des vermeintlich geringsten Widerstandes zu gehen. Als Resultat werden Dienste immer mit denen besetzt, die sich nicht wehren, also mit Leistungsträgern oder harmoniebedürftigen Mitarbeitern. Diese motivierten Mitarbeiterinnen und Mitarbeiter werden so auf Dauer „verheizt". Außerdem macht sich bei ihnen ein Gefühl der Überforderung und ungerechten Behandlung breit. Andere fallen am Ende wegen physischer oder psychischer Überforderung aus. Der Umgang mit Machtspielen – also mit auf unterschiedlicher Weise toxischen Kollegen, stellt eine weitere große Herausforderung der neuen Stelle dar.

Neben den organisatorischen und menschlichen Herausforderungen gibt es auch einige wichtige rechtliche Besonderheiten, die eine Sandwichposition (nicht nur) in der Pflege bereithält.

1.2.5 Fach- oder Disziplinarvorgesetzte

Während man als Abteilungs- bzw. Stationsleitung nun Fachvorgesetzter ist, ist man als PDL auch Disziplinarvorgesetzter. Die Unterschiede sind vor allem rechtlicher Natur und beinhalten verschiedene Kompetenzen.

Beiden Funktionen ist gemeinsam, dass sie als Führungskräfte die Befugnis besitzen, den ihnen unterstellten Mitarbeitern direkte Anweisungen geben zu können. Als Vorgesetzter ist man also weisungsbefugt. Der entscheidende Unterschied liegt jedoch in den darüber hinausgehenden Kompetenzen, die die Rolle als Disziplinarvorgesetzter bereithält. Während also sowohl Fach- als auch Disziplinarvorgesetzte im Rahmen eines bestimmten Fachgebiets oder Arbeitsgebiets über alle zur Aufgabenerfüllung notwendigen Handlungen ihrer Mitarbeiter entscheiden und entsprechende Weisungen erteilen, besitzen Disziplinarvorgesetzte darüber hinaus auch sogenannte Disziplinarrechte. Hierzu gehören insbesondere:

- Ernennung (Einstellung, Beförderung, Vergabe von Amtsbezeichnungen/i. d. R. zusammen mit der Geschäftsführung und dem Betriebsrat)
- Entscheidung über Umsetzung, Versetzung, Abordnung und Zuweisung
- Erteilung und Versagung von Erholungs- und Sonderurlaub
- Mitarbeiterbewertung/Arbeitszeugnis
- Entlassung von Mitarbeitern
- Disziplinarrechtliche Entscheidungen bei Verletzungen der Arbeitspflicht (Dienstvergehen)
- Dienstlicher Verweis
- Ermahnung
- Abmahnung
- Kürzung des Arbeitsentgelts oder der Sondervergütungen
- Verhängung von Geldbußen
- Zurückstufung
- Kündigungserklärung

Die nach Schwere aufsteigenden disziplinarrechtlichen Maßnahmen haben vor allem Konsequenzen auf die Mitarbeiterbewertung und das Arbeitszeugnis.

1.2.6 Rechtliche Voraussetzungen für die Beförderung zur PDL

Die Funktionsbezeichnungen Pflegedienstleiter oder Pflegedirektor sind in Deutschland gesetzlich nicht geschützt. Allerdings stellt § 71 Abs. 3 SGB XI folgende

Anforderungen für die Anerkennung als verantwortliche Pflegefachkraft. Demnach ist neben dem Abschluss einer Ausbildung als Pflegefachfrau oder Pflegefachmann, Gesundheits- und Krankenpflegerin oder Gesundheits- und Krankenpfleger, Gesundheits- und Kinderkrankenpflegerin oder Gesundheits- und Kinderkrankenpfleger oder Altenpflegerin oder Altenpfleger eine praktische Berufserfahrung in dem erlernten Ausbildungsberuf von zwei Jahren innerhalb der letzten acht Jahre erforderlich.

Bei ambulanten Pflegeeinrichtungen, die überwiegend behinderte Menschen pflegen und betreuen, gelten auch nach Landesrecht ausgebildete Heilerziehungspflegerinnen und Heilerziehungspfleger sowie Heilerzieherinnen und Heilerzieher mit einer praktischen Berufserfahrung von zwei Jahren innerhalb der letzten acht Jahre als ausgebildete Pflegefachkraft. Bei Betreuungsdiensten kann anstelle der verantwortlichen Pflegefachkraft eine entsprechend qualifizierte, fachlich geeignete und zuverlässige Fachkraft mit praktischer Berufserfahrung im erlernten Beruf von zwei Jahren innerhalb der letzten acht Jahre (verantwortliche Fachkraft) eingesetzt werden.

Für die Anerkennung als verantwortliche Pflegefachkraft ist ferner Voraussetzung, dass eine Weiterbildungsmaßnahme für leitende Funktionen mit einer Mindeststundenzahl von 460 h erfolgreich durchgeführt wurde.

Die PDL-Weiterbildung ist nicht bundeseinheitlich, sondern landesrechtlich geregelt und folgt der Empfehlung der Deutschen Krankenhausgesellschaft (DKG).

1.2.7 Rechtliche Voraussetzungen zur Beförderung zur Stations- bzw. Wohnbereichsleitung

Die Bezeichnungen „Stations- bzw. Wohnbereichsleitung" sind ebenfalls rechtlich nicht geschützt. Grundsätzlich ist für die Beförderung zur Stationsleitung die Teilnahme an einer entsprechenden Weiterbildung notwendig. Die Voraussetzung für die Teilnahme ist in der Regel eine abgeschlossene Berufsausbildung in einem einschlägigen Gesundheits- oder Pflegeberuf sowie eine einschlägige, in der Regel zweijährige Berufspraxis, die auch Leitungserfahrung umfasst. Einige Bundesländer[1]

---

[1] Hessen: „Leitende Pflegefachkraft (Voll-/Teilzeit)"; geregelt durch: Hessische Weiterbildungs- und Prüfungsordnung für die Pflege und Entbindungspflege (WPO-Pflege). Aufwand in Monaten: 36/48.

Thüringen: „Leitende Pflegefachkraft eines Bereichs im Krankenhaus und anderen pflegerischen Versorgungsbereichen", geregelt durch: Thüringer VO zur Durchführung der Weiterbildungen in den Pflegefachberufen (Thüringer Pflegefachberufe-Weiterbildungsverordnung). Aufwand in Monaten: 24.

Bremen: „Leitender Entbindungspfleger einer geburtshilflichen Abteilung/Leitende Hebamme einer geburtshilflichen Abteilung": (berufsbegleitend in modularer Form); geregelt durch: Weiterbildungs- und Prüfungsverordnung für Hebammen und Entbindungspfleger. Aufwand in Monaten: 18.

Rheinland-Pfalz: „Leiter einer Pflege- oder Funktionseinheit im Gesundheitswesen und in der Altenpflege/Leiterin einer Pflege- oder Funktionseinheit im Gesundheitswesen und in der Alten-

haben die Voraussetzungen gesetzlich oder per Verordnung geregelt. Dabei variiert sowohl die Bezeichnung als auch der Umfang der vorgesehenen Weiterbildung.

1.2.8 Notwendige rechtliche Kenntnisse

Die Tätigkeit als Führungskraft bringt die Notwendigkeit mit sich, grundlegende Kenntnisse in den einschlägigen Rechtsgebieten zu haben. Diese Kenntnisse werden oft sträflich vernachlässigt, haftet dem Recht doch der Ruf an, schwer und unverständlich zu sein. Abgesehen davon, dass dies nicht immer der Fall ist (Recht ist allenfalls komplex und wird kompliziert gemacht), erleichtert ein gutes Judiz die tägliche Arbeit. Von besonderer Wichtigkeit sind vor allem Kenntnisse im Haftungs- und Datenschutzrecht. Außerdem sollte die Führungskraft sicher sein, welche Aufgaben delegiert werden dürfen. Weitere wichtige Bereiche, in denen eine Stationsleitung oder PDL firm seien sollten, sind die Überwachung der Pflegedokumentation, der Umgang mit Substanzen, die unter das Betäubungsmittelgesetz fallen sowie mit der Medikamentenbestellung.

1.2.9 Arbeitgeber-Fürsorgepflicht

Schnell wird übersehen, dass man bereits als Stationsleitung, erst recht als PDL, als Erfüllungsgehilfe für den Arbeitgeber besondere Fürsorgepflichten gegenüber den Mitarbeitern zu erfüllen hat. Eine abschließende Auflistung aller Fürsorgepflichten eines Arbeitgebers ist nicht möglich, da sie immer von der jeweiligen Situation und den lokalen Gegebenheiten abhängen und sich durch technische oder (arbeits-)medizinische Erkenntnisse ändern können.

Eine Idee, welchen Umfang diese Fürsorgepflichten haben, gibt das Bürgerliche Gesetzbuch (BGB). Diese sind in § 618 Abs. 1 BGB wie folgt definiert:

„Der Dienstberechtigte hat Räume, Vorrichtungen oder Gerätschaften, die er zur Verrichtung der Dienste zu beschaffen hat, so einzurichten und zu unterhalten und Dienstleistungen, die unter seiner Anordnung oder seiner Leitung vorzunehmen sind, so zu regeln, dass der Verpflichtete gegen Gefahr für Leben und Gesundheit soweit geschützt ist, als die Natur der Dienstleistung es gestattet."

---

pflege" (Voll-/Teilzeit); geregelt durch: Landesgesetz über die Weiterbildung in den Gesundheitsfachberufen (GFBWBG). Aufwand in Monaten: 48.

Schleswig–Holstein: „Leiter einer Pflegeeinheit/ Leiterin einer Pflegeeinheit" (Voll-/Teilzeit); geregelt durch LandesVO über die Weiterbildung und Prüfung für die Leitung einer Pflegeeinheit (WBLPflEVO).

Bayern: „Leitung von Einrichtungen der Pflege und für ältere Menschen" (modular) VO zur Ausführung des Pflege- und Wohnqualitätsgesetzes (AVPfleWoqG). Aufwand: nicht festgelegt.

Berlin: Logopäde Leitende Funktionen/ Logopädin Leitende Funktionen (Voll-/Teilzeit); geregelt durch Gesetz über die Weiterbildung und Fortbildung in den Medizinalfachberufen und in Berufen der Altenpflege (Weiterbildungsgesetz – WbG).

Weitere Fürsorgepflichten sind verschiedenen Gesetzen zu entnehmen, die den Schutz von Arbeitnehmern ebenfalls konkretisieren. Hierzu zählen insbesondere: Arbeitsschutzgesetz (ArbSchG), Arbeitssicherheitsgesetz (ASiG), Arbeitsstättenverordnung (ArbStättV), Regelwerke der Berufsgenossenschaften, Arbeitszeitgesetz (JArbZG), Jugendarbeitsschutzgesetz. Mutterschutzgesetz (MuSchG), Beschäftigtenschutzgesetz (BSchG) sowie das Allgemeine Gleichbehandlungsgesetz (AGG).

Literatur

Ahmed, N. H. (2021). The contribution of healthcare middle managers as change agents in the era of Covid-19: critical review. In N. H. Ahmed, *In The Context of Economic Diversity in Developing Countries: The Impact of New Technologiesand Entrepreneurship on Business Development* (S. 670–678). Heidelberg: Springer/Nature.

Beil, Julia; Kewes, Tanja: Deshalb sind die netten Jahre in der Führung vorbei, https://www.handelsblatt.com/unternehmen/management/management-deshalb-sind-die-netten-jahre-in-der-fuehrung-vorbei/100085758.html, 07.12.2024 (abgerufen: 23.03.2025).

Cobaugh, Heike M., Warum viele Stationsleitungen als FÜhrungskräfte scheitern, https://www.cobaugh.de/1696-warum-viele-stationsleitungen-als-fuehrungskraefte-scheitern.html, 23.03.2025.

Prof. Dr. Matthias Fifka, M. S. (2023). Das mittlere Management –Führung in Zeiten massiver Umbrüche. Die 3. Studie. Dr. Jürgen Meyer Stiftung und Hamburger Stiftung für Wirtschaftsethik.

Prof. Dr. Matthias Fifka, S. K. (2013). Das mittlere Management –Rollenkonflikt, Leistungsdruck und Moral. Köln: Dr. Jürgen Meyer Stiftung.

Herzig-Walch, Gabriele, Kommunikation in der Pflege, Ein Ansatz zur Verbesserung der kommunikativen Komptenz von Pflegepersonal,Dissertation, in: Kasseler Gerontologische Schriften Band 49, Kassel, 2009.

Schützendorf, Erich. Wallfrafen-Dreisow, Helmut: In Ruhe verrückt werden dürfen. Für ein anderes Denken in der Altenpflege, Frankfurt/M, 2004.

Grundlagen von Leadership und Menschenführung

2

> **Zusammenfassung**
>
> Führung ist eine innere Einstellung – ein Selbstverständnis. Ziel des Kapitels ist es, dem Leser zum einen das Handwerkszeug zum Aufbau eines Führungs-Selbstverständnisses an die Hand zu geben. Zum anderen stellt es die wichtigsten persönlichen Fähigkeiten für eine Führungskraft vor und zeigt Möglichkeiten auf, sich diese Fähigkeiten, soweit noch nicht vorhanden, anzueignen.

2.1 Ein Leader ist kein Bestimmer! – Was ist Menschenführung?

Der Arzt und Betriebswirt Dr. Dr. Cay von Fournier (von Fournier 2005) hat in seinen Seminaren immer wieder betont, dass die wichtigste Eigenschaft einer Führungskraft die Fähigkeit ist, Menschen zu führen. Dies war schon immer so und wird auch immer so bleiben. Seit Urzeiten besteht der evolutionäre Vorteil des Homo Sapiens darin, Gruppen bilden und gemeinsam Aufgaben vollbringen zu können. Diese Fähigkeit des gemeinsamen Schaffens ist es, die uns als Spezies so weit gebracht hat. Ein wesentlicher Faktor für den Erfolg einer solchen gemeinsamen Unternehmung ist Führung – die Führung von Menschen. Keine Maschine und auch keine künstliche Intelligenz werden hierzu in der Lage sein. Menschenführung ist nämlich weitaus mehr als das Weiterreichen oder Geben von Anweisungen. Hierfür würde in der Tat ein schwarzes Brett ausreichen. Was so selbstverständlich klingt, ist alles andere als die gelebte Praxis. Führung bedingt nicht nur das Wissen um den Weg zu einem Ziel, sondern auch die Empathie und das situative Empfinden, wie man Menschen dazu bringen kann, gemeinsam eine Sache zu einem guten Ende zu bringen.

© Der/die Autor(en), exklusiv lizenziert an Springer-Verlag GmbH, DE, ein Teil von Springer Nature 2025
J. Smolibowski und M. Ledig-Martin, *Führen in der Sandwichposition*,
https://doi.org/10.1007/978-3-662-71682-3_2

Aus diesem Grund ist es wichtig, zunächst einmal eine genaue Vorstellung davon zu bekommen, was Menschenführung ausmacht. Das Wort „Menschenführung" ist im Deutschen ein wenig missverständlich, weil man den Eindruck bekommen könnte, dass es um Anführen – also das Befehlen von Menschen geht. Leider begreifen nicht wenige Vorgesetzten den Inhalt ihrer Tätigkeit genau so – nämlich als „Bestimmer". Sie sehen ihre Aufgabe allein darin, Vorgaben, etwa der Geschäftsführung, weiterzureichen. In der Regel werden die Mitarbeiter im Unklaren gelassen, wie sie die Ziele erreichen können – es gibt keine klare Strategie, keine Vorstellung über die Umsetzung, geschweige denn ein Training der täglichen Abläufe. Diese Art des „Bestimmertums" hat mit Führung nichts zu tun und führt zwangsläufig zunächst auf menschlicher, dann auf operativer Ebene zum Scheitern.

Wenn Dinge nicht funktionieren – und das tun sie oft – weisen Bestimmer einfach nur auf den unbefriedigenden Umstand hin, ohne eine Lösungsstrategie und Handlungsanweisungen zu geben. Das geschieht deshalb, weil diese vermeintlichen Führungskräfte selbst keine Lösung für das Problem haben und vor allem keine Verantwortung übernehmen wollen. Vielmehr wird der oder werden die Mitarbeiter mit dem Satz abgespeist, es beim nächsten Mal doch „besser" zu machen. Damit wird lediglich der Anschein erweckt, dass sie den Über- und Durchblick hätten und „väterlich" über das „Unvermögen" des Mitarbeiters hinwegschauen. Doch offensichtliche Missstände zu bemängeln ist keine Kunst und erst recht zeigt es nicht, dass ein Vorgesetzter den Überblick hat. Auch der unbestimmte Zusatz, es das nächste Mal „besser zu machen", ist eine kryptische Floskel, die nur strategische Hilflosigkeit offenbart. Ein echter Führer würde erneut die Zielsetzung und den Weg dorthin erläutern. Würde sich vergewissern, welcher Teil der Umsetzung nicht funktioniert, wo gegebenenfalls nachjustiert werden muss oder wo weitere Erklärungen bzw. Training nötig sind.

Löst im Fall des „Bestimmers" der alleingelassene Mitarbeiter dann durch Zufall das Problem, stecken sich toxischen Vorgesetzte die Orden für das Gelingen dann vornehmlich selbst an die Brust und setzen sich in aller Öffentlichkeit auch die Lorbeeren auf. Stellt sich kein Erfolg ein, so ist der Bestimmer nach seiner Ansicht immer „fein raus", da er ja keine „falschen" Vorgaben gemacht hat. Nicht selten muss dann der Mitarbeiter als Bauernopfer für die Unfähigkeit des Vorgesetzten büßen, weil er es ja nicht „besser" gemacht hat.

Eine solche diabolische Führung zerstört mittelfristig nicht nur jedes Team, sondern verhindert auch eine gesunde Unternehmensentwicklung. Nicht selten treibt ein Bestimmer gerade die guten Leute aus dem Unternehmen und verhindert auf diese Weise eine positive wirtschaftliche Entwicklung. Toxische Vorgesetzte sind deshalb eine der größten und leider am meisten unterschätzten Gefahren für den Fortbestand und die Existenz einer Gesundheitseinrichtung.

Menschenführung bzw. Leadership hat hiermit nichts zu tun. Leadership ist ein Selbstverständnis, das sich aus folgenden Komponenten speist:

- Übernahme von Verantwortung für die Kollegen und Mitarbeiter, das Gelingen der gestellten Aufgaben und nicht zuletzt sich selbst

- Wertschätzung der Mitarbeiter und Vorgesetzten
- Dem Wissen darum, dass man Erfolge nur gemeinsam erreichen kann
- Der Erkenntnis, dass dies nur passieren kann, wenn alle immer besser werden
- Der Fähigkeit, professionell zu kommunizieren

Bei echtem Leadership (Menschenführung) geht es darum, dass man seinen Mitarbeitern eine klare Vorstellung von den zu erreichenden Zielen und dem Weg dahin kommuniziert und auf diesem Weg zum Ziel vorangeht, den Mitarbeitern Erklärungen liefert und das Team bei Herausforderungen nicht auf das Problem, sondern auf die Lösung fokussiert.

In einem Interview mit dem „Guardian" (McRae 2018) vor dem Halbfinal-Hinspiel der Champions League im Jahr 2018, sorgte Jürgen Klopp europaweit für Aufsehen und gab tiefe Einblicke in sein Führungsselbstverständnis. Über seinen grundsätzlichen Umgang mit Menschen zum Beispiel sagte er: „Ich habe dieses Helfersyndrom. Ich interessiere mich wirklich für die Leute und fühle mich für fast alles verantwortlich." Dieser Wesenszug (Bucheiser 2018) sei ein wichtiger Teil der Erklärung für seinen Erfolg. Klopp „ist dafür bekannt, dass er Spieler besser macht, er ist ein Spieler-Entwickler. Außerdem schafft er es, dass seine Profis zu wichtigen Anlässen oft über sich hinauswachsen und seine Mannschaft mehr ist als einfach nur die Summe ihrer elf Einzelteile" (Bucheiser 2018). Weiter stellt der Artikel fest, dass „er keiner dieser Trainer ist, die ihre Spieler als Untergebene ansehen und sie mit Druck zu besseren Leistungen treiben wollen. Er hat Geduld mit ihnen, gestattet ihnen Fehler und lässt ihnen Zeit, sich zu entwickeln."

2.1.1 Klare Zielvorgaben

Nur wer weiß wohin es geht, kann in die richtige Richtung laufen. Auch dieser Satz klingt wie eine Binsenweisheit. Und trotz der Selbstverständlichkeit gibt es Vorstände, die der mittleren Führungsebene und/oder Führungskräften der mittleren Ebene sowie den Mitarbeitern wichtige Informationen vorenthalten, weil sie diese z. B. für „elitäres Führungswissen" halten, dass die Mitarbeiter „nichts angeht". In anderen Fällen geben Führungskräfte keine klaren Vorgaben zu Zielen und dem Weg dahin weiter, weil diese schlichtweg nicht vorhanden sind. Mitarbeiter werden einfach auf eine „blinde" Reise ins Nirvana geschickt und sind dann vollständig sich selbst überlassen. In beiden Fällen sollte man sich als Mitarbeiter oder als mittlere Führungskraft überlegen, ob eine solche Einrichtung es überhaupt wert ist, dass man hier den überwiegenden Teil seiner Zeit verbringt. Unternehmen und Autobahnen haben nämlich eines gemeinsam: Amokfahrten gehen selten gut aus. Dies muss an dieser Stelle so ausdrücklich gesagt werden. Nicht nur in der Pflege, auch in anderen Bereichen der Wirtschaft (z. B. der Autoindustrie) finden solche strategischen Blindflüge statt, deren desaströse Ergebnisse dann auf dem Rücken der Belegschaft ausgebügelt werden müssen. In der Vergangenheit reichte es aus, dass Gesundheitsreinrichtungen einfach nur Personal und Patienten, sowie die von den Kassen dafür bereitgestellten Gelder mehr oder weniger gut verwalten mussten. Dies reicht in Zukunft nicht mehr aus. Schon die gegenwärtige – und noch viel mehr die zukünftige Situation in der Pflege bedarf ganz neuer strategischer und wirtschaftlicher Lösungs- und Umsetzungsstrategien. Die grundsätzliche Lösung chronischen Personalmangels, steigender Anforderungen an die Belegschaft sowie immer kleiner werdende Budgets müssen zunächst vom Vorstand/der Geschäftsführung kommen. Die wichtigsten Fragen sind: wie kann das immer mehr an Arbeit mit immer weniger Menschen erledigt und wie können immer höhere Kosten mit immer niedrigeren Budgets bezahlt werden. Hierfür muss die obere Führungsriege mittel- bis langfristige Antworten geben können. Die Umsetzung dieser Lösungen obliegt dann – in Absprache mit der Geschäftsführung – der mittleren Führungsebene.

Klare Zielvorgaben sowie eine klare Strategie, wie diese zu erreichen sind, sind also die essenziellen Grundlagen für jedes unternehmerische und pflegerische Handeln. Ziel, Weg und die Art und Weise der Umsetzung müssen klar kommuniziert werden.

2.1.2 Klare, professionelle Kommunikation

Was bedeutet klare Kommunikation? Bei einer klaren, professionellen Kommunikation kommt es auf zwei Punkte an, von denen letzterer oft vergessen oder falsch interpretiert wird:

- Vermittlung der gewünschten Informationen
- Vermittlung von Wertschätzung

Bei der Vermittlung von Informationen geht es immer darum, dass diese vom Gegenüber richtig verstanden wird. Es ist wichtig, sich immer wieder vor Augen zu führen, dass kein Mensch ein und denselben Satz gleich versteht. Je einfacher der Satz und je einfacher die Information, desto geringer ist die Gefahr eines Missverständnisses. Doch können schon mundartliche Besonderheiten zu Problemen führen. Wenn z. B. im Saarland eine Schwester einen Patienten fragt, ob er seine Tablette schon „geholl" hat, dann könnte ein Nichtsaarländer meinen, es ginge darum, ob er sich diese schon besorgt habe. Inhalt der Frage dürfte aber sein, ob er das Medikament schon eingenommen hat.

Bittet eine Führungskraft einen Mitarbeiter etwas zu erledigen, so ist neben dem zu erreichenden Ziel auch immer der Weg dahin zu erklären, soweit dieser nicht tatsächlich schon bekannt ist. Eine Anweisung ist immer mit der Erklärung zu versehen, wie diese genau umzusetzen ist.

Neben den Informationen hat Kommunikation aber auch noch einen weiteren wichtigen Zweck: die Vermittlung von Wertschätzung. Wie wichtig Wertschätzung für die Menschenführung, die Teamentwicklung sowie die Entwicklung jedes einzelnen Mitarbeiters ist, wird in einem späteren Kapitel ausführlich erläutert. Die Einzelheiten einer klaren Kommunikation werden im vierten Kapitel (Kommunikation) noch vertieft.

2.1.3 Fokussierung auf die Lösung – nicht das Problem

Menschenführung bedeutet auch, das Team auf Lösungen von Herausforderung zu fokussieren – nie auf das Problem oder gar die Suche nach Schuldigen. Letzteres machen Bestimmer. Die Lösungsorientierung scheint auch auf den ersten Blick einfach und selbstverständlich. Allerdings zeigt auch hier die Praxis, das dies mitnichten der Fall ist. Dies ist nicht selten das Ergebnis unserer Erziehung und unseres sozialen Umfelds. Geht etwas schief, ist der Fingerzeig auf einen oder mehrere Schuldige fast reflexartig. Führungskräfte müssen sich diese toxische Gewohnheit umgehend abtrainieren.

Eine weitere Herausforderung ist das unablässige schlechte Reden über Kolleginnen, Kollegen, Vorgesetzte sowie Gott und die Welt. Auch dieses Verhalten ist extrem destruktiv, kostet Kraft und verstellt den Blick auf Lösungen. Wie all das genau umgesetzt wird, ist Inhalt der folgenden Kapitel.

Zusammenfassend lässt sich sagen, dass eine Führungskraft

- die vermittelten Werte und das gewünschte Sozialverhalten konsequent vorlebt,
- Ziele, die Umsetzungsstrategie und den Weg dorthin klar formuliert und erklärt
- Abläufe jeden Tag trainiert (und nicht nur einmal)
- Lösungen sucht und keine Schuldigen

2.2 Leadership für Einsteiger und Fortgeschrittene – Die Bausteine guter Menschenführung

Menschenführung ist kein Hexenwerk. Menschenführung basiert auf einem Selbstverständnis. Dieses Selbstverständnis besteht aus drei wichtigen Bausteinen:

1. Erster Baustein: Führungs(selbst)verständnis
2. Zweiter Baustein: Ziel- und Umsetzungsverständnis
3. Dritter Baustein: Kommunikationsverständnis

2.2.1 Führungs(selbst)verständnis

Zahlreiche Ratgeber oder Fachbücher suggerieren, mit der Adaption eines bestimmten Führungsstils (kooperativ, autoritär, laissez-faire, situativ, partizipativ, patriarchalisch) könne man tatsächlich zur Führungskraft werden. Eine solche Annahme ist jedoch fatal. Wer Führungskraft lediglich „spielt", wird spätestens dann scheitern, wenn echte Führung vonnöten ist. Ein Führungsstil gibt nämlich keine Antworten auf wirkliche Herausforderungen, wie z. B. schlechter Umgang zwischen den Kollegen, sondern nur ein Muster, wie man dem Mitarbeiter gegenübertritt. Hat man aber kein Konzept, wie man Lästern innerhalb des Teams unterbindet, nutzt es auch nicht, mal dominant, mal kooperativ oder laissez-faire aufzutreten. Ein Führungsselbstverständnis basiert auf einem Bild des „Großen und Ganzen" – welchen Umgang man miteinander pflegt, wie man das Team auf Ziele fokussiert und wie man den Weg vorangeht. Führen ist die Übernahme von Verantwortung für Mitarbeiter und das Gelingen des Großen und Ganzen aus einer inneren Überzeugung und Selbstverständlichkeit.

Wenn Führen der Ausdruck eines Selbstverständnisses ist, was genau ist „Selbstverständnis" und was beinhaltet das „Selbstverständnis als Führungskraft"?

2.2.2 Was ist ein „Selbstverständnis"?

Das Selbstverständnis einer Führungskraft setzt sich aus drei verschiedenen Ebenen zusammen. Es bedarf einer reflektierten Persönlichkeit, insbesondere einer klaren Vorstellung von dem, was man will und eines gesunden Selbstwertes. Die drei Ebenen lassen sich wie folgt darstellen:

1. kognitive Ebene: Vorstellungen von den eigenen Eigenschaften sowie dem eigenen Wesen (Werte, Ziele, Wünsche)
2. emotional-affektive Ebene: Selbstwert
3. finale Ebene: Zielorientierung als Ausdruck der Persönlichkeit

Die kognitive Ebene basiert auf einer guten Selbstreflexion. Hierzu gehört insbesondere die Selbstwahrnehmung der eigenen Person im Licht der gemachten (Lebens-)Erfahrungen, das Wissen um den eigenen Charakter, die eigenen Werte, Ideale und Wünsche, die eigenen Talente und Begabungen aber auch um den eigenen Körper und seine Wirkung auf andere.

Das Selbstverständnis beinhaltet daneben noch eine wichtige emotional-affektive Ebene, das Selbstwertgefühl. Erst das Wissen um den eigenen Wert lässt einen auch andere wertschätzen. Das Selbstwertgefühl gibt einem erst die Möglichkeit, Verantwortung zu übernehmen. Menschen ohne Selbstwertgefühl sind emotional instabil, können keine Kritik ertragen, geschweige denn Fehler eingestehen oder andere Menschen zum Erfolg führen. Menschen ohne Selbstwertgefühl können und dürfen keine Führungsaufgaben übernehmen.

Die finale Ebene führt die kognitive und emotionale Ebene konsequent zusammen. Wer sich seiner Führungsfähigkeiten und -qualitäten und seines Wertes bewusst ist, der ist zwangsläufig Führungskraft. Es bedarf keines speziellen Führungsstils oder eines besonderen Willens. Die Tatsache, Führungskraft zu sein, muss so selbstverständlich sein, wie das Ein- und Ausatmen oder die Tatsache, dass man Mann oder Frau ist. Zweifelt man an sich, ist die Gefahr des Misslingens hoch.

2.2.3 Was beinhaltet das Selbstverständnis einer Führungskraft

Was also muss das Selbstverständnis einer Führungskraft beinhalten? Gibt es unabdingbare Faktoren – besondere Voraussetzungen, die ein Mensch mitbringen muss?

Essenziell für eine Führungskraft ist eine selbstreflektierte Persönlichkeit. Selbstreflexion ist die Fähigkeit, sein Denken, Fühlen und Handeln mit dem Ziel zu analysieren und zu hinterfragen, mehr über sich selbst herauszufinden. Dies ist nicht einfach und bedarf zum einen der Fähigkeit, aus dem Verhalten anderer Rückschlüsse über sich selbst zu ziehen. Zum anderen braucht es genug emotionale Reife und Stärke, sich als Person und als Teil des Teams immer wieder kritisch zu hinterfragen und die Stärke, auf dieser Basis bewusst Veränderungsprozesse in sich anzustoßen. Dieses wichtige Element ist für Menschen mit fehlendem Selbstwertgefühl nicht umsetzbar – eine Weiterentwicklung, die Ausbildung von Empathie und Teamspirit ist ausgeschlossen.

Selbstverständlich hilft eine gewisse (Lebens-)Erfahrung, sie ist aber kein Ausschlusskriterium. Menschen, die schon viel erlebt haben, können Herausforderungen immer in einen breiteren Kontext setzen und so einer Lösung zuführen. Außerdem helfen insbesondere überstandene Fehl- und Rückschläge bei der Erreichung von Zielen. Diese überstandenen Kämpfe zeigen, dass eine gewisse Beharrlichkeit und Frustrationstoleranz vorhanden sind.

Begabungen und Talente sind nicht angeboren, sondern bestimmte, im Laufe des Lebens besonders ausgeprägte Fähigkeiten. Hierzu zählen zum Beispiel kommunikative, kognitive oder organisatorische Fähigkeiten. Voraussetzung sind sie nicht, sie geben allerdings einen gewissen Startbonus. Dasselbe gilt für ein gesundes Körpergefühl. Die Art und Weise, wie wir stehen und gehen, wie wir uns bewegen hat einen großen Einfluss darauf, wie wir gesehen werden. Es wäre gelogen, wenn ein ansprechendes Äußeres keinen Vorteil böte. Allerdings ist eine nette „Verpackung" lediglich ein „Bonus" der Natur. Charisma ist allerdings völlig unabhängig von der Erfüllung eines Schönheitsideals.

Das Selbstverständnis einer Führungskraft entscheidet sich in deren Werten, Idealen und Wünschen.

Entscheidend für die Weichenstellung zur Führungskraft sind die Werte, Ideale und Wünsche, die ein Mensch hat, und vor allem die, denen er sich wirklich bewusst ist.

Jeder Mensch wächst mit einem ganzen Werteuniversum auf. Dieses setzt sich aus dem zusammen, was die Familie, Freunde, die Schule, die Medien, die Kirche, Filme, Bücher, kurz das unmittelbare und mittelbare soziale Umfeld für gut und schlecht sowie für erstrebenswert erachten. Wir wachsen mit einem Korsett an Vorstellungen auf, was für uns richtig und falsch ist – doch selten werden diese Vorstellungen wirklich reflektiert, auf den Prüfstand gestellt und bewusst als eigene übernommen. All diese Werte sind gut und richtig und geben ein sicheres Korsett, mit dem jeder sich in seinem Umfeld „unfallfrei" bewegen kann. Gleichzeitig stellen diese Werte ein Anforderungsprofil an jeden Einzelnen dar. Wird den

Anforderungen entsprochen, reagiert das soziale Umfeld mit Zustimmung – ansonsten mit Ablehnung.

Wächst ein Mensch in einem bestimmten Umfeld auf, kann das Wertekorsett so aussehen, dass die erstrebenswerten Ideale sind, „nicht nach den Sternen zu greifen", „immer erst klein anzufangen", sich selbst als „kleinen Mann" zu sehen, der ohnehin nichts ändern kann. Er oder sie wächst auf mit Weisheiten wie: „Wenn es so leicht wäre, hätten es schon andere vor Dir getan" oder „mach Dich nicht größer als Du bist und sei nicht unbescheiden". Es ist selbstverständlich, dass andere der „Chef" sind.

Andere werden in einem Umfeld groß, in dem die Übernahme von Verantwortung und Führung so normal sind, wie das morgendliche Aufstehen. Sie werden mit der Gewissheit erzogen: „natürlich kannst Du das" und bekommen unmittelbar mit, was es heißt, eine Führungsposition auszufüllen.

Allerdings muss das erlebte und gelebte soziale Umfeld nicht zwangsläufig dazu führen, dass man auf der einen Seite keine Führungskraft wird und auf der anderen Seite zwangsläufig eine Führungsposition einnimmt. Entscheidend ist, was man am Ende für sich selbst als Werte, Ideale und Wünsche definiert. Man ist dem sozialen Umfeld, in dem man aufwächst, nie ausgeliefert. Erst der Akt des bewussten Entscheidens, für welche Richtung man sich entscheidet, macht uns zu dem, was wir sind. Entscheiden wir uns dafür, keine Führungsverantwortung übernehmen zu wollen, ist dies genauso ehrenwert und erstrebenswert, wie die Erkenntnis, dass man Führung übernehmen will.

Entscheidend ist, dass man sich über die eine oder andere Richtung klar wird. Eine Person, die kein Führungsselbstverständnis entwickelt hat, wird nie eine Führungsrolle übernehmen können. Dies gilt auch für Personen mit mangelndem Selbstwertgefühl. Personen, die aber für sich entschieden haben, eine Führungspersönlichkeit zu sein, sind dies – auch wenn sie keine Führungsposition bekleiden. Diese Menschen fallen auch in ihrer täglichen Arbeit dadurch auf, dass sie lösungsorientiert denken, ihre Kollegen in schwierigen Situationen motivieren und fokussieren können und das Team zusammenhalten.

2.2.4 Welche Werte, Ideale und Wünsche machen eine Führungskraft aus?

Auf welche Werte sollte also bei der Auswahl einer Führungskraft geachtet werden?

Entscheidend ist nicht das eine oder andere Ideal oder der eine oder andere Wunsch, sondern ein bestimmtes Wertesystem. Dieses Wertesystem muss als zentraler Dreh- und Angelpunkt Vertrauen haben. Es gilt also herauszufinden, welcher Stellenwert Vertrauen für die avisierte Führungskraft hat und ob es die Person schafft, Vertrauen im Team aufzubauen. Dies gilt es unbedingt herauszufinden.

Für die Navy Seals ist das wichtigste Auswahlkriterium die Vertrauenswürdigkeit. Die Seals sind eine Elitetruppe der US Navy. Für diese Soldaten ist die Leistung des Teams entscheidend für den Erfolg der Operationen aber auch für das eigene Überleben. Was die Navy Seals herausgefunden haben, ist eine Erkenntnis, die im Ergebnis für jedes Team gilt: Menschen mit hoher Performance und geringer Vertrauenswürdigkeit sind schlechte, „toxische" Führungskräfte und Mitarbeiter. Wichtiger als jede Fachkenntnis ist als Führungskraft Vertrauenswürdigkeit.

Ein „Schaffer", der nicht das Vertrauen der Kollegen und der anderen Führungskräfte hat, kann nur kurzfristig Erfolge erzielen. Mittel- bis langfristig hinterlässt er oder sie „verbrannte Erde". Ein Team kann nur zu einem solchen werden, wenn Vertrauen herrscht. Gibt es kein Vertrauen, findet kein Informationsaustausch statt und es werden Schuldige, statt Lösungen gesucht. Solche „Teams" fallen in der Regel durch hohe Ausfallzahlen und Fluktuation, schlechte Leistungen und Unruhe auf.

Ob man eine Führungskraft ist, hängt von dem Selbstverständnis ab. Dieses ist nicht angeboren, aber unabdingbar. Wenn das Selbstverständnis einer Führungskraft oder das Selbstwertgefühl fehlt, ist er oder sie keine Führungskraft und wird es auch nicht durch das Amt.

Eine Führungskraft in einer Sandwichposition ist eine wichtige Scharnier- und Brückenaufgabe, die die Bedürfnisse von Geschäftsführung, PDL, ärztlicher Direktion etc. und Mitarbeitern erkennt, kommuniziert und zum Ausgleich bringt. Wichtigste Eigenschaft einer Führungskraft ist die Vertrauenswürdigkeit.

2.2.5 Ziel- und Umsetzungsverständnis

Das Verständnis einer Führungskraft muss auch die Einsicht umfassen, dass es unabdingbar ist, über alle Ziele und die Art und Weise, wie man diese erreichen soll, auf dem Laufenden zu sein. Dabei umfasst der Terminus „Ziel" nicht nur selektive Teilziele, die sich lediglich auf einen bestimmten Bereich beziehen. Jede Führungskraft muss in der Lage sein, die sie unmittelbar betreffenden Ziele und die zur Erreichung vorgegebenen Strategien in einem Gesamtzusammenhang einordnen zu können. Auch an dieser Stelle sei noch einmal ausdrücklich darauf hingewiesen, dass eine Führungskraft im mittleren Management keine bloße Befehlsempfängerin ist, sondern eine wichtige Scharnier- und Brückenfunktion zwischen Geschäftsführung und Mitarbeitern auszufüllen hat. Diese wichtige Funktion kann aber wahrgenommen werden, wenn die eigene Arbeit dem Gesamtziel untergeordnet und die Arbeit an dessen Erreichung ausgerichtet werden kann.

2.2.6 Kommunikationsverständnis

Kommunikationsfähigkeit ist eine der Schlüsselkompetenzen für eine gute Menschenführung. Nur wer sich anderen mitteilen kann und sich mit anderen über deren Bedürfnisse austauschen kann, kann auch führen. Allerdings geht es nicht darum, „auf Teufel komm raus" zu reden – auch hier gilt Qualität vor Quantität. Entscheidend ist jedoch, dass man als Führungskraft kein Redemuffel ist oder vor anderen Menschen kein Wort herausbekommt. Sollte das der Fall sein, so ist an dieser Stelle unbedingt nachzuarbeiten. Ohne eine effektive Kommunikation gibt es keine gute Menschenführung. Wie dies umgesetzt wird, wird weiter unten im Kapitel „Kommunikation" ausgeführt.

2.3 Matthäus ist kein guter Trainer – Warum eine Führungskraft andere Qualitäten als eine Fachkraft haben muss

Warum steht Messi nicht an der Seitenlinie und coacht und warum kann das Jürgen Klopp, obwohl er wesentlich schlechter gespielt hat als Lothar Matthäus? Warum stand Herbert von Karajan eigentlich am Dirigentenpult und warum spielt Lang Lang Klavier und dirigiert nicht? Warum schreibt Dan Brown Romane und führt keinen Verlag? Die Antwort liegt auf der Hand: Weil sie tun, was sie am besten können. Dan Brown kann gut Romane schreiben, einen Verlag kann er deshalb nicht führen. Auch Lothar Matthäus war zwar einer der besten Fußballspieler – als Trainer war er, sagen wir unterdurchschnittlich. Jürgen Klopps Fußballkünste reichten für die 2. Liga, dafür ist er einer der besten Trainer der Welt. Auch Lang Lang spielt besser Klavier, als dass er den Taktstock schwingt; das Gegenteil gilt für Herrn von Karajan. Würde man von der Fachkompetenz auf die Führungskompetenz schließen, dann müsste auch Lothar Matthäus jede Mannschaft auf der Welt zur Meisterschaft geführt haben, während Jürgen Klopp eher „ambitionierte" Clubs in der zweiten oder dritten Liga coachen würde. Dasselbe gilt übrigen für Christian Streich.

Es ist also nicht die überragende Fachkenntnis, die eine Führungskraft ausmacht und doch ist es gut und wichtig, dass man etwas von seinem Metier versteht. Es wurde ja schon ausführlich beschrieben, dass es das Selbstverständnis ist, dass eine Führungskraft ausmacht, doch geht das auch ein wenig genauer? Was unterscheidet während der Arbeit eine Führungskraft von der Fachkraft, wo gibt es Überschneidungen und warum muss eine Führungskraft andere Fähigkeiten haben als eine Fachkraft?

2.3.1 Fachkenntnis und Menschenführung müssen alle können

Fangen wir zunächst mit dem an, was für alle gleich ist. Sowohl Fach- als auch Führungskräfte brauchen ausgeprägte Fähigkeiten in der Menschenführung. Dies ist deshalb der Fall, weil sowohl Führungskräfte als auch Mitarbeiter ständig und zu jeder Zeit mit Menschen in Extremsituationen in Kontakt sind, schwierige Situationen mit Patienten, Angehörigen, Kollegen und Ärzten regeln müssen. Sie müssen aufgeregte Menschen beruhigen, Ängste nehmen, Stress entgegenwirken, Menschen in schwierigen Situationen eine Richtung geben und begleiten, in Situationen – manchmal auf Leben und Tod – Führung und Verantwortung übernehmen.

Der Job als Pflegekraft besteht zu einem großen Teil im Umgang und der Führung von Menschen. Dies ist leider den meisten Angehörigen der Pflegeberufe und vor allem den für die Ausbildung des Berufsstandes Zuständigen nicht wirklich bewusst. Jedenfalls findet dieser wichtige Teil der täglichen Arbeit so gut wie nicht in der Ausbildung statt.

Den andere Teil der Arbeit, den sowohl Fach- als auch Führungskräfte gleich ausüben, ist die fachliche Tätigkeit. Das Wissen um u. a. medizinische Zusammenhänge, Therapien und Heilverfahren, Fachtermini, organisatorische Abläufe und Handgriffe – all das ist und bleibt gleich.

2.3.2 Der Unterschied zwischen Führungskraft und Mitarbeiter

Eine mittlere Führungskraft muss die Ziele und Umsetzungsstrategien der Geschäftsführung „lesen" und erkennen können, was diese für die tägliche Arbeit bedeuten. In ihrer Scharnier- und Brückenfunktion muss sie nun einen „Realitätscheck" erarbeiten, was dies für die tägliche Arbeit und ihr Team bedeutet und ob diese Ziele mit der vorgegebenen Strategie umgesetzt werden können. Wichtig ist, dass die Führungskraft sich neben den grundlegenden arbeitsrechtlichen Vorschriften auch grundlegende betriebswirtschaftliche Kenntnisse aneignet. Dies ist wichtig, um auf Augenhöhe mit den Vorgesetzten sprechen und Bedenken und Vorschläge adäquat kommunizieren zu können. Was für den fachlichen Austausch mit Ärzten gilt, gilt auch mit „Erbsenzählern, Geschäftsführung und Vorständen". Eine Stationsleitung, Wohnbereichsleitung (WBL) oder Pflegedienstleitung (PDL) lebt also in zwei Welten. Auf der einen Seite hat sie oder er nach wie vor die medizinisch-pflegerische Facharbeit zu erledigen. Insoweit bleibt die Arbeit der mittleren Führungskraft gleich. Auf der anderen Seite müssen die organisatorischen und wirtschaftlichen Ziele und Strategien kritisch hinterfragt, Umsetzung und alternative Lösungen formuliert und kommuniziert werden. Hier liegt der Unterschied der Arbeit einer mittleren Führungskraft. Ihr Ziel ist nicht mehr, fachlich die Beste oder der Beste zu sein, sondern alle anderen zu besseren Fachkräften zu machen. Und genau hier muss der Fokus des Lernens und Entwickelns liegen (Abb. 2.1).

2.3.3 Unterschiedliche Schwerpunkte der zukünftigen Entwicklung

Es ist wichtig, sich darüber klar zu werden, dass eine Führungskraft grundsätzlich einen anderen Weg einschlägt als eine Fachkraft. Es ist wie der Moment, an dem man in einem Flur steht und entweder in das eine oder andere Zimmer geht. Man kann nur in einem Zimmer sein – nicht in beiden.

Die Entscheidung, den Weg einer Führungskraft einzuschlagen geht einher mit einer Verlagerung des Schwerpunktes der beruflichen Weiterentwicklung.

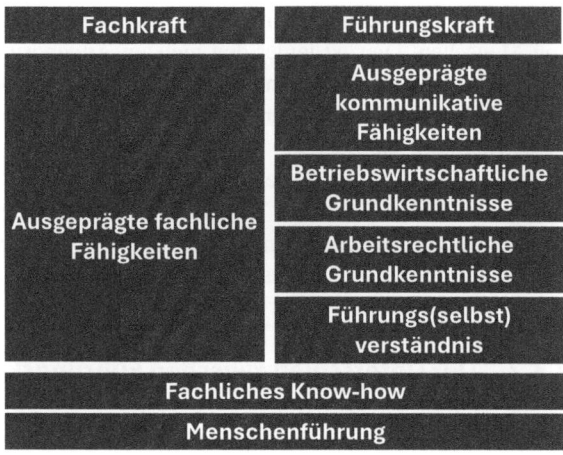

Abb. 2.1 Unterschied Fachkraft-Führungskraft. (Eigene Darstellung)

Während eine Fachkraft im Laufe ihrer weiteren Tätigkeit (im Idealfall) ihr medizinisch-pflegerisches Wissen vertieft, wird eine Führungskraft immer mehr als Menschenführer ihrer Scharnier- und Brückenfunktion gerecht werden müssen. Dazu gehört gerade nicht, eine immer bessere Fachkraft zu werden, sondern eine immer bessere Führungskraft, die dafür sorgt, dass alle anderen bessere Fachkräfte werden; im Idealfall besser als sie selbst. Dies geschieht dadurch, dass man neue Fähigkeiten und Wissen auf- und ausbauen muss.

Je eher sich eine designierte Führungskraft darüber klar wird, dass sich nun der Weg gabelt und sie nun dafür Sorge tragen muss, dass ihr Team fachlich immer besser wird, muss die Führungskraft ihre Führungskompetenzen konsequent immer weiter ausbauen. Hierzu gehört insbesondere die Optimierung der kommunikativen Fähigkeiten und der Auf- und Ausbau arbeits- und betriebswirtschaftlicher Kenntnisse.

2.3.4 Kommunikation, BWL und Recht

Auf die Einzelheiten zu dem, was an kommunikativen und rechtlichen Fähigkeiten von einer Führungskraft an Wissen zu erwerben ist, wird im Weiteren noch vertieft eingegangen. An dieser Stelle wird deshalb das wenig beachtete betriebswirtschaftliche Mindestwissen umrissen.

Auch wenn es keiner gerne hört: ohne einige Grundlagen der BWL kommt keine Führungskraft durch ihr berufliches Leben. In der Scharnier- und Brückenfunktion ist es wichtig, dass man nicht nur mit Ärzten, sondern auch mit dem kaufmännischen Personal auf Augenhöhe kommunizieren kann. Hier ist es notwendig, einige wesentliche Zusammenhänge und einen Grundstock an Fachvokabeln parat zu haben.

Von „A", wie Abrechnung über „B" wie Bestellungen bis „Z" wie Zeitmanagement – der Job einer Führungskraft hat mehr mit BWL zu tun, als man auf den ersten Blick gewahr ist. Spätestens von einer Pflegedienstleitung wird verlangt, dass sie oder er auch Bilanzen und betriebswirtschaftliche Auswertungen lesen und verstehen kann. Jeder Führungskraft kann man nur dringend raten, sich intensiv mit diesen Themenstellungen auseinanderzusetzen – sie wird ohnehin jeden Tag damit konfrontiert. Es gibt nichts Schlimmeres, als einen Job zu erledigen, der einem wie ein Buch mit sieben Siegeln vorkommt. Hat man den Weg als Führungskraft eingeschlagen, muss man von dem Gedanken loslassen, vorwiegend an der medizinisch-fachlichen Kompetenz gemessen zu werden. Dies ist nicht mehr der Fall. Halten sie an diesem falschen Selbstverständnis fest, werden sie über kurz oder lang scheitern.

Die wichtigsten betriebswirtschaftlichen Bereiche, auf denen sich Stationsleitungen und WBLs „tummeln", sind die Personaleinsatzplanung, das Bestellwesen und die Erfassung von abrechenbaren Leistungen.

Im Hinblick auf die sich immer stärker zuspitzende Personalsituation – weniger verfügbarer Mitarbeiter, GenZ, Überalterung – müsste eigentlich die Stationsleitung oder Wohnbereichsleitung für die Geschäftsführung eine wichtige Quelle der Erkenntnis für die Erarbeitung und/oder Anpassung von entsprechenden Strategien sein. Leider sieht die Realität ganz anders aus. Dies sollte ambitionierte Führungskräfte dennoch nicht abschrecken, immer stärker ihre Erkenntnisse für die Optimierung von Personalentwicklung und -gewinnung mit einzubringen. Die Stationsleitung oder Wohnbereichsleitung kann z. B. wichtige Hinweise auf die Vorlieben, das Gelingen und Scheitern von innovativer oder veralteter Arbeitszeitgestaltung geben. Zusammen mit der Personalabteilung könnten Führungskräfte der mittleren Ebene noch weitere wichtige Erkenntnisse für personalstrategische Entscheidungen liefern. Es bleibt zu hoffen, dass die Geschäftsführung eher früher als später darauf kommt, hier wichtigen Nektar für die Personalstrategien zu saugen.

2.4 Immer dieselben Fehler – Die richtige Auswahl von Führungskräften

Die Auswahl potenzieller Führungskräfte findet leider viel zu häufig allein auf Basis der fachlichen Qualität der Arbeit statt. Dies ist ein Kardinalfehler, der sich immer rächt. Wie schon mehrfach betont, ist Führung, insbesondere Menschenführung, etwas ganz anderes als Facharbeit.

Wenn Führungskräfte der mittleren Ebene – also Stationsleitung, Wohnbereichsleitung oder Pflegedienstleitung gesucht werden, darf die fachliche Qualifikation nur eine untergeordnete Rolle spielen. Es ist und bleibt ein Geheimnis der ganz besonderen Art, warum Arbeitgeber immer wieder von den fachlichen Qualitäten, auf die Fähigkeit schließen, Menschen führen zu können.

2.4.1 Wo liegt der Schwerpunkt der Auswahlkriterien?

Die Auswahl einer Führungskraft sollte auf allen Ebenen von einer psychologisch geschulten Mitarbeiterin oder einem Mitarbeiter begleitet werden, denn hier liegt der Schwerpunkt bei der Auswahl der geeigneten Person. In der Praxis ist es nicht selten so, dass innerhalb der Mitarbeiter durch „drücken und stoßen" eine beliebte Kollegin oder ein beliebter Kollege auf das Schild gehoben wird. Die Beliebtheit resultiert entweder aus einer Hochachtung für die fachlichen Qualitäten oder die freundschaftliche Art. Eine solche Kombination kann durchaus eine Grundlage für die Auswahl sein. Dennoch muss die Person noch ein wenig mehr mitbringen. Alle Alarmglocken müssen allerdings schrillen, wenn Personen eine solche Position nur annehmen, weil sie dem Druck der Kollegen nicht standhalten können. Solche Entscheidungen rächen sich sehr schnell.

2.4.2 Die Kriterien für die Auswahl einer Führungskraft

Wie also sollte man genau bei der Suche nach geeigneten Führungskräften vorgehen? Der Idealfall ist, dass eine Entscheidung über die richtige Person nach folgendem Muster abläuft:

1. Lassen Sie unbedingt die fachliche Qualifikation außer Acht. Gehen Sie davon aus, dass ab einer gewissen Anzahl an Jahren jeder Mitarbeiter über eine ausreichende fachliche Befähigung verfügt.
2. Überprüfen Sie, ob ein entsprechendes Führungs(selbst)verständnis vorliegt. Ein solches liegt vor wenn:
   a. Ein Mensch für sich und andere Verantwortung übernimmt.
   b. Er oder sie keine Konfliktscheue aufweist und ein ausgleichendes Wesen hat.
   c. Selbstverständlich und selbstständig nicht „ausgelernt" ist und im Gegenteil neues Wissen – auch weit über den Tellerrand hinaus – lernt und verlangt.
   d. Er oder sie strategisch denken und handeln kann.
   e. Diese wichtigen Persönlichkeitsmerkmale lassen sich z. B. durch einen wissenschaftlichen Test wie dem „Bochumer Inventar zur berufsbezogenen Persönlichkeitsbeschreibung" durchführen (siehe Abschn. 3.1.).
3. Die Person muss über eine praktische Intelligenz verfügen.
4. Die Person muss kommunikative Fähigkeiten haben.

Kein Arbeitgeber tut sich einen Gefallen, wenn er Menschen zu Führungskräften macht, die es eigentlich nicht wollen, oder aus rein egoistischen Gründen eine solche Position bekleiden wollen.

Darüber hinaus sollte man sich darüber im Klaren sein, dass keine Führungskraft reif und fertig auf die Welt gekommen ist. Es gilt also vor allem, das grundsätzliche Potenzial „abzuklopfen". Ist es vorhanden, kann der Kandidat bzw. die

Kandidatin aufgebaut und an die Position herangeführt werden. Dabei sollten insbesondere das Führungsselbstverständnis und die kommunikativen Fähigkeiten im Vordergrund stehen. Auch hier sollte nicht der Fehler gemacht werden, Menschen unbedacht ins kalte Wasser zu schmeißen. Eine mittlere Führungsposition ist aufgrund ihrer besonderen Scharnier- und Brückenfunktion nicht leicht auszufüllen. Dies wird von Arbeitgebern in der Gesundheitsbranche leider nicht immer in der notwendigen Schärfe erkannt – geschweige denn adäquat gehandelt.

2.5 Wertschätzung – Immer wieder Wertschätzung

Auf den letzten Seiten war viel von Wertschätzung die Rede und welche große Bedeutung sie für die Menschenführung im Allgemeinen sowie für die Entwicklung von Mitarbeitern im Besonderen hat. Selbstwert ist die psychologische Basis für jede gesunde kognitive und emotionale Entwicklung. Selbstwert ist die Lunge, durch die unsere Entwicklung atmet. Ist diese Lunge nicht vorhanden, erstickt die Seele. Selbstwert ist nicht nur die Basis für eine gesunde Entwicklung, es ist auch die Voraussetzung dafür, selbst wertzuschätzen und kritikfähig zu sein. In diesem Zusammenhang dürfen nie Ursache und Wirkung verwechselt werden. Wer andere nicht loben oder wertschätzen kann, schätzt sich selbst nicht wert. Es mangelt ihm an Selbstwert. Mangelnde Kritikfähigkeit ist ebenso ein hierauf basierendes Symptom. Fühlt sich ein Mensch nicht wertvoll, trifft ihn jede Kritik wie ein Schlag in den Unterleib. Jede Kritik wird so im wahrsten Sinne des Wortes zu einer Sache auf Leben und Tod. Und das ist sie auch – von einem bestimmten Gesichtspunkt aus.

2.5.1 Wie wird Selbstwert gebildet

Selbstwert ist wie Vitamin D – es wird nicht im Körper selbst gebildet. Die überwiegende Erkenntnis der psychologischen Forschung geht davon aus, dass Selbstwert in Abhängigkeit zur sozialen Rückkopplung Dritter aufgebaut wird. Auf die einzelnen Theorien soll hierbei nicht genau eingegangen werden. Sicher ist jedoch, dass sowohl Lob als auch Wertschätzung einen entscheidenden Einfluss auf unseren Selbstwert haben. Beide Begrifflichkeiten werden oft synonym verwendet. Hier bestehen große Missverständnisse mit nicht unerheblichen und ungewollt negativen Folgen, denn Lob und Wertschätzung wirken im Hinblick auf die Ausbildung von Selbstwert vollständig anders.

2.5.2 Was ist der Unterschied zwischen Wertschätzung und Lob

Unter Wertschätzung versteht man die positive Bewertung eines Menschen in seiner Gänze, also sein Wesen und alles, was ihn ausmacht. Wertschätzung ist unabhängig von Taten oder Leistung und verbunden mit Respekt und Wohlwollen. Wertschätzung drückt sich durch Zugewandtheit, Interesse, Aufmerksamkeit und Freundlichkeit aus.

Lob ist hingegen die Anerkennung von einzelnen Leistungen oder Verhaltensweisen und damit immer situativ. Auch die psychologische Wirkung ist grundlegend verschieden. Ein Verständnis dieser Wirkungsweise ist für Führungskräfte wichtig.

2.5.3 Wie wirkt Lob?

Wie aber funktioniert das genau mit Lob und Belohnung. Grundlegende Erkenntnisse gibt uns die Forschung des Psychologen Frederick Skinner, der in den 70er Jahren des 20. Jahrhunderts zahlreiche Experimente zu Belohnung (nichts anderes ist Lob) durchgeführt hat.

Skinner erfand einen „Operanten-Konditionierungs-Apparat", die sogenannte „Skinner-Box". Das Experiment war einfach: eine hungrige Ratte wurde in der Box platziert. Früher oder später drückt sie zufällig einen in dem Kasten platzierten Hebel. Das Experiment basiert auf folgenden vier Stufen.

- Zuerst werden keine Futterstückchen freigegeben (um eine Baseline zu erhalten – die Kontrollbedingung).
- Dann wird der Futterspender angeschlossen. Das Ergebnis: die Rate des Hebeldrückens erhöht sich signifikant. Die Ratte lernt, dass sie mit dem Drücken Futter erhält.
- Als nächstes wird der Futterspender wieder abgeklemmt. Obwohl kein Futter mehr herauskommt, setzt sich das Drücken für eine gewisse Zeit fort. Die Ratte wurde also operant konditioniert.
- Das Hebeldrücken setzt sich sogar unbegrenzt fort, wenn ab und an ein Futterstück durch das Drücken aus dem Apparat fäll – wenn also intermittierende Verstärkung gegeben wird.
- Skinner hat daraufhin vier Arten intermittierender Verstärkungen untersucht, um zu sehen, welche die effektivste ist.
- im festgelegten Intervall (F) – z. B. einmal in der Minute
- im variablen Intervall (VI) – z. B. nach verschiedenen Intervallen, im Mittel nach einer Minute
- nach einer festgelegten Rate (FR) – z. B. nach 20-mal Drücken
- nach einer variablen Rate (VR) – z. B. nach unterschiedlicher Zahl von Reaktionen, im Mittel nach 20-mal Drücken.

Das Ergebnis war: die fixe Rate bei der Belohnung ruft die schnellere Reaktion hervor als das fixe Intervall. Am stärksten wirkt das variable Intervall – es dauert am längsten an. In weiteren Untersuchungen mit Tauben drückten diese noch mehrere tausend Male ohne Verstärkung, d. h. die Ausgabe von Futter, bis der Reiz nachlässt. Neben der intermittierenden Verstärkung hat auch die Zeit zwischen Reaktion und Belohnung eine besondere Relevanz. Skinner fand ebenso heraus, dass das Optimum zwischen Reaktion und Belohnung erreicht wird, wenn sie unmittelbar erfolgt. Das ist extrem wichtig, da mit jeder Sekunde, Minute oder gar Stunde der Zusammenhang zwischen Reaktion und Belohnung verloren geht.

Die Erkenntnisse von Skinner sind der Schlüssel für den Erfolg der sozialen Netzwerke. Wenn man so will, sind Facebook, TikTok, Instagram und Co. die neuen Skinner-Boxen und wir sind die Versuchstiere, die willig klicken und scrollen. Es ist, wie bei den Ratten- und Taubenexperimenten, die prompte Belohnung in Form von Antwort (soziale Akzeptanz) und Bestätigungen in Form von Emojis wie „Daumen hoch" etc. (soziale Bestätigung und Anerkennung), die die Grundlage für den Erfolg dieser Netzwerke ist. Eine zeitlich fernliegende, ziemlich abstrakte und kaum greifbare Belohnung wird kaum mehr wahrgenommen. Lob muss deshalb immer unmittelbar, d. h. am besten innerhalb weniger Sekunden erfolgen. Sonst wird es von unserer Psyche nicht mehr dem gelobten Verhalten zugeordnet und verliert an Intensität.

Die Kraft der Belohnung in Form von sozialer Akzeptanz/Bestätigung ist von immenser Wichtigkeit. Dieser menschliche Urinstinkt kann, wenn er sinnvoll und verantwortungsvoll genutzt wird, zu hervorragenden Ergebnissen führen. Wird er missbraucht oder gerät außer Kontrolle, kann das sehr unangenehme Folgen haben.

Als Führungskraft sollte die große Kraft der unmittelbaren positiven Verstärkung unbedingt bei ihrer Führungsarbeit eingesetzt werden. Im Gegensatz zu anderen Staaten wie z. B. den USA sind wir in Deutschland eine „Lob-Wüste". Unser sozialer Umgang ist – anders als in den Staaten – nicht von Komplimenten oder offen gezeigter Anerkennung von Leistung geprägt. Manche meinen sogar, dass „nicht gemeckert genug gelobt" sei. Nichts könnte falscher sein. Eine solche lobfreie Umgebung ist sogar toxisch und hat extrem negative Auswirkungen auf die Entwicklung von Mitarbeitern. Es ist wichtig, dass sich Führungskräfte im Zusammenhang mit gewünschten Aktivitäten jeder negativen „Aufladung" durch die Erzeugung von Stress, Bestrafung, negativer Kritik oder demotivierendem Verhalten enthalten.

Wichtig ist, dass Führungskräfte außerdem ganz schnell Abstand von dem Gedanken nehmen, dass schlechte Noten oder ständiger Tadel in irgendeiner Art und Weise einen Menschen motivieren, besser zu werden. Wer immer sich diesen Unsinn ausgedacht hat, gehört geflissentlich missachtet. Ganz besonders wichtig ist die Belohnung in der Ausbildungssituation, da hier Menschen Wissen, Verhalten und Einstellung vermittelt werden sollen.

Allerdings ist Lob (also die positive soziale Rückmeldung für Erfolg) – keine stabile Basis für den Aufbau und den Erhalt des persönlichen Selbstwertgefühls. Wir alle wollen erfolgreich sein. Kurzfristig macht uns das zufrieden, langfristig nützt es unserem Selbstwert wenig (Siegle 2021). Erfolg fühlt sich definitiv kurzfristig gut an aber niemand von uns kann damit rechnen, immer Erfolg zu haben. Wenn man seinen Selbstwert lediglich auf Belohnung durch Erfolg gründet, kann dies dramatische Folgen haben. Es besteht die große Gefahr, dass in den Zeiten, in denen es mal nicht so gut läuft, der Selbstwert vollständig erlischt. Hat man dann einmal ein geringes Selbstwertgefühl, wird es immer schwieriger, Erfolge zu erzielen. Menschen mit niedrigem Selbstwert haben eine ständige Angst vor Misserfolg. Aus diesem Grund gehen sie immer geringere Risiken ein, da sie sich ein Scheitern aufgrund ihrer psychischen Disposition nicht erlauben können. Denn jedes Scheitern nimmt ihnen noch mehr Selbstwert. Diese Menschen setzen sich nur noch kleine Ziel, gehen keine großen Projekte an oder wagen sich nicht an Neuerungen. Haben sie Erfolg, ist dieser so gering, dass er nur mehr ihre Selbstzweifel bestärkt, als sich positiv auszuwirken. Solche Menschen werden dann zu Erfolgsjunkies oder besser gesagt Erfolgszombies. Sie richten ihr Leben nur noch nach der sozialen Anerkennung aus und vergessen sich selbst darüber.

Zusammenfassend lässt sich sagen, dass Lob und Erfolg wie der Traubenzucker des Lebens sind. Sie geben einen kurzfristigen Push. Eine nachhaltige Wirkung entfalten sie nicht. Das ist kein Grund nicht zu loben. Merkt eine Führungskraft jedoch, dass Mitarbeiter nach Erfolg „abhängig" werden, ist Vorsicht geboten. Hier bedarf es genaueren Hinsehens und ggf. einer Führungskorrektur. Stellt sich heraus, dass der Mitarbeiter tatsächlich nur über ein unterentwickeltes Selbstwertgefühl verfügt, gibt es eine andere Möglichkeit, dieses aufzubauen. Eine solide und nachhaltigere Art ist zum Beispiel soziale Einbindung oder die Ausbildung ethischer Grundüberzeugungen wie „jeder Mensch ist wertvoll" – eben Wertschätzung (Siegle 2021).

2.5.4 Wie wirkt Wertschätzung?

Genau wie beim Lob gibt es auch zwischen Wertschätzung und Selbstwert eine starke Korrelation. Wertschätzung wirkt jedoch wesentlich langfristiger und nachhaltiger auf das Selbstwertgefühl und erhöht so die Leistungsbereitschaft und -fähigkeit auf ganz andere Art und Weise. Empfangene und gegebene Wertschätzung vergrößert das Selbstwertgefühl sowohl beim Empfänger als auch beim Geber. Wertgeschätzte Personen sind, wenn sie ein offenes Wesen haben, kontaktfreudiger und auch beliebter.

2.5.5 Wie funktioniert das mit der Wertschätzung?

Wie aber macht man das denn, wenn Wertschätzung mit Lob nichts zu tun hat? Hier trennt sich nun wieder einmal die Spreu vom Weizen. Während man Lob zur Not noch vortäuschen kann, ist Wertschätzung Ausfluss einer inneren Disposition. Wertschätzung ist die positive Bewertung eines anderen Menschen, die auf einer inneren Haltung gründet. Wertschätzung lässt sich nicht vortäuschen und ist grundsätzlich erst einmal unabhängig von Leistungen. Führungskräfte, die in ihren Mitarbeitern nur Leistungserbringer sehen, können nicht wertschätzen. Auch hier zeigt sich erneut, wie wichtig es ist, die richtigen Führungskräfte zu finden und zu halten.

Literatur

Bucheiser, Hendrik, Das Geheimnis des Jürgen Klopp, in Spiegel https://www.spiegel.de/sport/fussball/fc-liverpool-unter-juergen-klopp-was-den-coach-besonders-macht-a-1204495.html, erschienen 24.04.2018, heruntergeladen 23.03.2025.

Fournier von, Cay: FührugsEnergie Band II Unternehmensführung- und Menschenführung, Berlin, 2005.

McRae, Donald: Jürgen Klopp: Ich habe dieses Helfen-Syndrom. Ich kümmere mich wirklich um alles, in The Guardian, https://www.theguardian.com/football/2018/apr/23/jurgen-klopp-liverpool-champions-league-roma-mo-salah-brexit, (Erschienen: 23.04.2018), heruntergeladen: 23.03.2025.

Siegle, Dorothea: Erfolg ist keine stabile Basis für den Selbstwert, in: Psychologie Heute, 29.03.2021, https://www.psychologie-heute.de/leben/artikel-detailansicht/41091-erfolg-ist-keine-stabile-basis-fuer-den-selbstwert.html, veröffentlicht: 29.03.2021, heruntergeladen: 06.01.2025).

3 Grundlagen der Persönlichkeitsbildung

Zusammenfassung

Das innere Fundament jeder Führungskraft ist das individuelle Selbstverständnis. Dieses „Mindset" ist die Voraussetzung für gute Menschenführung und Ausbildung einer echten Persönlichkeit. „Persönlichkeit" wird oft mit einer gespielten Rolle als Chef verwechselt. Dieses Verständnis ist fatal, weil es die Führungskraft bestenfalls zu einem guten Schauspieler macht – im schlimmsten Fall zu einem Clown. Persönlichkeit und Selbstverständnis sind die Quelle, aus der die Art und Weise gespeist wird, wie wir mit anderen Menschen umgehen. Nur wer sich selbst als Führungskraft sieht, ist eine Führungskraft. Nur wer eine klare Vorstellung davon hat, wie man als Führungskraft handelt, kann dies auch dann tun, wenn es darauf ankommt. Dieses Kapitel gibt Inspirationen, wie jeder selbst ein Führungsselbstverständnis entwickeln kann.

3.1 Fachwissen ist die Grundlage – Persönlichkeit ist der Schlüssel

Wie bereits mehrfach betont, „lebt" eine Führungskraft nicht von ihrer Fachkenntnis, sondern von ihrer (Führungs-)Persönlichkeit. Doch was ist darunter genau zu verstehen?

Der Begriff Persönlichkeit beschreibt die Individualität jedes einzelnen Menschen im Hinblick auf seine ausgeprägten Charaktereigenschaften. Die Psychologie hat verschiedene Persönlichkeitstypen (Hartmann 2023) und die ganz normalen Unterschiede zwischen Menschen innerhalb einer Kultur herausgearbeitet. In der Persönlichkeitspsychologie versucht man, die Persönlichkeit eines Menschen möglichst genau zu erfassen, um daraus zum Beispiel Vorhersagen darüber zu treffen, wie sich die Person in bestimmten Situationen verhält.

Menschen denken grundsätzlich in Schubladen. Das ermöglicht uns, möglichst effizient unsere Umwelt wahrzunehmen und unsere Eindrücke zu verarbeiten. Aus diesem Grund haben wir als Spezies auch schon früh begonnen, uns Menschen aufgrund verschiedener Eigenschaften in Typen einzuordnen. Aktuell gibt es zahlreiche verschiedene Tests, die mal mehr, mal weniger seriös die Persönlichkeit eines Menschen entschlüsseln. Und auch unter den seriösen Tests eignen sich nur wenige, um konkrete Aussagen über die Befähigung für einen bestimmten Job machen zu können.

3.1.1 Welche Persönlichkeitstypen gibt es?

Bereits im zweiten Jahrhundert nach Christus definierte der griechische Arzt Galenos von Pergamon (Kollesch 1989) vier Temperamente (Charaktere) auf der Basis bestimmter Leibessäfte:

- Der Sanguiniker, bei dem das Blut dominiere, galt als heißblütig und heiter.
- Die Phlegmatikerin, geprägt vom Schleim, sei ruhig und schwerfällig.
- Der Choleriker, bei ihm spiele die gelbe Galle eine besondere Rolle, galt als aufbrausend.
- Der Melancholiker, bei dem die schwarze Galle vorherrsche, sei schwermütig.

Anfang des 20. Jahrhunderts brachte der deutsche Psychiater Ernst Kretschmer (Kretschmer 1977) eine weitere Typenlehre ins Spiel, die Körper und Charakter miteinander in Verbindung brachte. Kretschmer unterschied den

- leptosomen Typ (mager und empfindsam),
- den athletischen Typ (muskulös und heiter) und
- den pyknischen Typ (rundlich und gesellig).

Genau wie die zur gleichen Zeit von Eduard Spranger (1921) vorgestellte Typologie, die nicht im Körperlichen, sondern in der geistigen Welt ansetzte, sind diese Lehren wissenschaftlich längst überholt.

3.1.2 Persönlichkeitstypen werden unserem Charakter nicht gerecht

Die moderne Persönlichkeitsforschung zeigt jedoch, dass die Verengung auf bestimmte Typen dem Spektrum menschlicher Charakterzüge nicht gerecht wird. Vielmehr vereinfachen sie die Vielfallt menschlicher Charaktere auf das Gröbste.

Uwe Kanning, Professor für Wirtschaftspsychologie an der Hochschule Osnabrück, der sich mit dem Einsatz von Persönlichkeitstests in Bewerbungsverfahren beschäftigt, gibt zu bedenken, dass so Millionen von Menschen einem gemeinsamen Typus zugeordnet werden, obwohl sie sich de facto sehr stark voneinander unterscheiden (Hartmann 2023). Das eigentlich sehr differenzierte Persönlichkeitsprofil jedes Einzelnen bleibt, so der Experte, dabei auf der Strecke. Gleichzeitig entstehe der Eindruck, Menschen aus verschiedenen Gruppen würden sich sehr deutlich voneinander unterscheiden. Tatsächlich kommt die Forschung zu dem Ergebnis, dass sich Menschen des gleichen Persönlichkeitstyps oft sogar stärker voneinander unterscheiden als Vertreterinnen und Vertreter verschiedener Typen. Wissenschaftlich halten die behaupteten Kategorien also keiner empirischen Überprüfung stand. Viele dieser „Typen" basieren außerdem auf unhaltbaren Theorien oder sind sogar frei erfunden.

3.1.3 Persönlichkeitstypen Definition

Da eine Einteilung von Menschen in Persönlichkeitstypen wissenschaftlich nicht möglich ist, wird vonseiten der Forschung versucht, Menschen durch individuelle Persönlichkeitsprofile zu charakterisieren. Solche Profile sind wissenschaftlich valide, eignen sich aber nur bedingt für die Feststellung von Führungseigenschaften.

3.1.4 Die „Big Five"

Das am besten belegte Persönlichkeitsmodell ist das der sogenannten „Big Five". Das Modell beruht auf der Arbeit der US-amerikanischen Psychologen Gordon Allport und Henry Odbert (1936). Es beschreibt fünf Kernmerkmale des menschlichen Charakters:

- Offenheit gegenüber neuen Erfahrungen
- Gewissenhaftigkeit
- Extraversion (versus Introversion)
- Verträglichkeit
- Neurotizismus (versus emotionale Stabilität)

Diese fünf übergeordneten Merkmale setzen sich wiederum jeweils aus sechs spezifischeren Merkmalen zusammen. So gilt zum Beispiel als extravertiert, wer herzlich, gesellig, durchsetzungsfähig, aktiv, abenteuerlustig und fröhlich ist.

Auf der Basis der Ergebnisse der Big Five-Persönlichkeitsmodelle haben Wissenschaftlerinnen und Wissenschaftler um die Jahrtausendwende erneut versucht, Charaktertypen fassbar zu machen. Der Erfolg war jedoch mehr als zweifelhaft, da durch die Einteilung so viel individuelle Information verloren ging, dass man mit den ermittelten Typen praktisch nichts anfangen konnte. Die Vielfalt der Persönlichkeit lässt sich offenbar nicht auf eine einfache Formel herunterbrechen.

3.1.5 Die Big Five Persönlichkeitstypen bei der Berufswahl

Für die Hilfe bei der Auswahl von Führungspersönlichkeiten hilft die Beschreibung eines Big Five Persönlichkeitstypus wenig. Ob jemand eine Führungskraft ist, hängt weniger von einem bestimmten Persönlichkeitstyp ab, sondern von einer besonderen Kombination von Persönlichkeitsmerkmalen in Verbindung mit einer entsprechenden Disposition.

3.1.6 Bochumer Inventar zur berufsbezogenen Persönlichkeitsbeschreibung

Solche Erkenntnisse bietet ein weiterer wissenschaftlich anerkannter Test: Das Bochumer Inventar zur berufsbezogenen Persönlichkeitsbeschreibung (BIP). Dieser Test erfasst stabile Eigenschaften wie Teamorientierung, Belastbarkeit, Flexibilität, Leistungs- und Führungsmotivation. Wer diesen Test absolviert, wird keinem Typen zugeordnet, sondern erhält ein differenziertes, individuelles Profil, mit dem sich Berufserfolg und Arbeitszufriedenheit recht zuverlässig vorhersagen lassen. Über das Berufe-Navi des Bundesministeriums für Bildung und Forschung findet man ähnliche seriöse und kostenlose Talent- und Interessentests.

Der Test erreicht Reliabilitätskennwerte auf gutem Niveau (Cronbachs Alpha der 14 Dimensionen zwischen $\alpha = 0{,}74$ und $0{,}91$), Retest-Reliabilitäten zwischen $rtt = 0{,}71$ und $0{,}79$. Untersuchungen zur Validität haben gezeigt, dass es substanzielle Zusammenhänge der BIP-Skalen mit Merkmalen beruflichen Erfolges und beruflicher Zufriedenheit gibt. Zusammenhänge zwischen BIP-Skalen und Einkommen, Hierarchiestufe oder beruflicher Zufriedenheit bewegen sich auf einem Niveau von $R = 0{,}41$–$0{,}49$. Es werden auch Validitätskennwerte zur Übereinstimmung mit grundlegenden persönlichkeitsorientierten Fragebogenverfahren (NEO-FFI, 16 PF-R, EPI) vorgelegt. Die Kennwerte liegen für verwandte Konstrukte zwischen $r = 0{,}54$ und $0{,}84$.

Die zur Normierung herangezogene Gesamtstichprobe beinhaltet mehr als 22.000 Personen. Es liegen auch Normen für weibliche Fach- und Führungskräfte vor.

3.1.7 Veraltete oder nicht valide Tests

Unter Personalverantwortlichen sind außerdem noch zwei weitere Tests weit verbreitet, von deren Gebrauch aber vor allem aufgrund ihrer fehlenden Validität Abstand genommen werden sollte. Eine von ihnen ist der Myers-Briggs-Test (2010). Der Test (kurz MBTI) ist zwischen 1923 und 1924 von der Kriminalautorin Isabel Myers und ihrer Mutter entwickelt worden. Ihre Inspiration zogen sie aus den psychologischen Typen nach C. G. Jung (Jung 2022). Der Persönlichkeitstyp soll Prognosen darüber erlauben, wer für welchen Beruf geeignet ist, was allerdings als widerlegt gilt, erklärt Marcus Roth (2007). Der Myers-Briggs Test verfehlt die wissenschaftlichen Standards, die ein psychologischer Test erfüllen muss, die sogenannten Gütekriterien, und gilt unter Psychologen als unseriös.

Auch das DISG-Modell ist veraltet und sollte nicht mehr im Rahmen der Personalentwicklung angewendet werden. Es geht davon aus, dass sich Menschen in vier Grundtypen der Persönlichkeit und daraus einige Mischformen einteilen lassen. Diese Typenlehre geht auf den US-Psychologen William Moulton Marston zurück, der 1928 in seinem Buch „Emotions of Normal People" (Marston 2013) eine eigene Theorie des menschlichen Verhaltens veröffentlicht. Es wurde ab den 1960ern vom Psychologen John Geier weiterentwickelt. Heute werden die wissenschaftlich nicht mehr haltbaren Erkenntnisse dennoch, zum Beispiel unter dem Namen „Persolog" oder „Insights MDI", verwendet und eingesetzt. Wie der MBTI ist auch das DISG-Modell nicht durch Studien abgesichert. „Solche Persönlichkeitstypentests sind veraltet und sollten heute weder in der Personalauswahl noch in der Personalentwicklung Verwendung finden (Hartmann 2023).

3.2 All the world's a stage – Eine Rolle innehaben heißt aber nicht, sich zu verstellen

Du bist am Ende – was du bist.
Setz dir Perücken auf von Millionen Locken,
Setz deinen Fuß auf ellenhohe Socken,
Du bleibst doch immer, was du bist.
(Johann Wolfgang von Goethe (2012), Faust I)

Viele Führungskräfte sind der Überzeugung, dass sie nach der Beförderung umgehend eine Rolle spielen müssen: die Rolle „Führungskraft". Direkt überlegt man sich, wie man seine Mitarbeiter als Chef „anführen" und wie man als solche(r) auftreten soll, denn, so die Vorstellung, so weitermachen, geht ja nicht. Also muss man sich als Führungskraft einen Führungsstil zulegen, wie ein neues paar Schuhe.

„All the world's a stage" sagte bereits Shakespeare und der Soziologe und Anthropologe Erving Goffman (2003) stimmte ihm da voll zu. Goffman war sich sicher: Wir alle spielen Rollen – überall und jederzeit. Gemäß seiner Theorie ist die Persönlichkeit eines Menschen – auch die Führungspersönlichkeit – die Summe der Rollen, die man spielt. Er meinte, dass das „wahre Selbst" nicht unser Innenleben repräsentiert, sondern in der dramatischen Wirkung besteht, die sich aus der öffentlichen Darstellung ergibt. Diese Sicht auf die Dinge macht aber nur dann Sinn, wenn man das „wahre Selbst" als einen sehr dynamischen und sich ständig ändernden Faktor definiert. Damit wäre der menschliche Charakter aber nur abhängig von der spezifischen Situation und abgekoppelt von den eigenen Werten. Das Führungsverhalten – also die Rolle als Führungskraft – würde dann lediglich eine Reaktion in Bezug auf die äußeren Umstände sein, um sich selbst in das beste Licht zu rücken. Ohne weiter in die Tiefe zu gehen, dürfte bereits nach der Lektüre der ersten Kapitel klar sein, dass ein solches, von Opportunismus geprägtes Führungsselbstverständnis, nicht zu einem befriedigenden Ziel führen kann. Wer eine Rolle spielt, wird sich immer verstellen müssen und kämpft die ganze Zeit gegen sich selbst – seine eigene Persönlichkeit – an. Bei der Übernahme einer Führungsaufgabe kommt es aber auf die Verantwortung für die gesamte Gruppe und die gestellte Aufgabe an.

Kurt Lewin (2012) brachte es so auf den Punkt: „Ein Mensch, der erkannt hat, wie sehr sein eigenes Schicksal vom Schicksal der gesamten Gruppe abhängt, wird gerne einen angemessenen Teil der Verantwortung für ihr Wohlergehen übernehmen". Es geht also darum, wie gemeinsam das allgemeine Wohlergehen in gruppendynamischen Prozessen am besten realisiert werden kann.

Lewin, ein Psychologe und Vater der Sozialpsychologie ist verantwortlich für die grundlegenden wissenschaftliche Forschungen zu gruppendynamischen Prozessen und Führungsstilen. Zusammen mit seinen Kollegen Ralph White und Ronald Lippitt (Lewin et al. 1939) ging er der Frage nach dem Verhalten und der Arbeitsleistung einer kleinen Gruppe, unter Variation der Führungsstile demokratisch, autoritär und laissez-faire, nach. Dieses Experiment prägt bis heute die moderne Forschung zu Führungs- und Erziehungsstil (Wirtschaft). Auf der Basis seiner Forschungen entstanden die idealtypischen Führungsstile „autokratisch/autoritär", „demokratisch/kooperativ" sowie „Laissez-Faire". Daneben werden heute noch folgende Führungsstile in der Literatur besprochen:

- Partizipativer Führungsstil
- Bürokratischer Führungsstil
- Transaktionaler Führungsstil
- Transformationaler Führungsstil

Diese Führungsstile haben jeweils ein anderes Muster im Hinblick auf den Umgang mit den Mitarbeitern und Kollegen; ähnlich verschieden ist auch die Wirkung auf das dynamische Verhalten von Gruppen.

1. Autokratischer / patriarchalischer bzw. matriarchalischer Führungsstil
   Dieser Führungsstil basiert auf der alleinigen Entscheidungs- und Weisungsmacht der Führungskraft. Sie allein entscheidet; die Mitarbeiter haben kein Mitspracherecht und werden weder in die Entscheidungsfindung, noch die -gründe eingeweiht. Während der rein autokratische Stil den Mitarbeiter emotional maximal auf Abstand hält, vermittelt der patriarchalische bzw. matriarchalische Führungsstil eine väterliche/mütterliche Verantwortung.
2. Charismatischer Führungsstil
   Der charismatische Führungsstil basiert allein auf der Fähigkeit der Führungskraft, durch ihre Ausstrahlung Menschen in den Bann zu schlagen und so die „Strippen zu ziehen".
3. Demokratischer / kooperativer, laissez-faire, sowie partizipativer Führungsstil
   Diese Stile zeichnen sich dadurch aus, dass alle Gruppenmitglieder in die Verantwortung und Entscheidungsfindung mit einbezogen werden; teilweise diese sogar selbst übernehmen, die Führungskraft dient dann als Moderator.

4. Bürokratischer Führungsstil
   Bei diesem Führungsstil ist die Führungskraft faktisch überflüssig, da es lediglich die Regeln und Vorgaben sind, die die Arbeitsabläufe und das Zusammenspiel definieren.

Varianten der obigen Führungsstile sind z. B. der transaktionale und der transformationale Führungsstil. Diese Stile sind geprägt von Aufgabenorientierung und Zielvereinbarungen bzw. Vertrauen.

All diese Führungsstile sind jedoch nie Selbstzweck. Nicht der Stil führt zum Ergebnis, sondern die Fokussierung auf das in der Gruppe zu erreichende Ziel. Dieses Ziel sowie die konkreten Umstände sind dann Grundlage für die Entscheidung, bestimmte gruppendynamische Prozesse anzustoßen, zu moderieren und zu leiten. Dies ist aber nicht in erster Linie eine Frage des Führungsstils, sondern eine Frage, wie man am besten zum Ziel gelangt. Der Stil ist dann nur das Mittel zum Zweck. Welcher Führungsstil dabei hilft, hängt zum einen von der jeweiligen Situation ab. In Notfällen muss eine Person schnell und klar bestimmen, wer was macht. Diskussionen über das „Ob" oder „Wie" können im schlimmsten Fall Leben kosten. In anderen Situationen, z. B. der Suche nach dem besten Personaleinsatzplan, macht es mehr als Sinn, die Mitarbeiter mit einzubeziehen.

Zum anderen hängt der Führungsstil – also die Art und Weise des täglichen Umgangs – auch vom Charakter der Führungskraft ab. Hier soll, darf und muss sich niemand verstellen. Im Gegenteil: je authentischer eine Führungskraft auftritt, desto mehr Vertrauen und Respekt wird ihr entgegengebracht werden. Den eigenen (Führungs)Stil zu finden, ist eine große Herausforderung und entspricht der Suche nach dem eigenen Charakter. Tatsächlich geht beides Hand in Hand – aber dazu später mehr.

3.3 Wer bin ich? – Selbstverständnis erarbeiten

Selbstverständnis geht immer einher mit der Erkenntnis der eigenen Persönlichkeit. Die Persönlichkeit ist komplex und umfasst neben der Physiognomie, die Art wie man aussieht, wie man spricht und sich bewegt auch die Art und Weise, was man tut und warum man etwas tut. Das „Warum" meint damit nicht den situativen Grund, sondern das jedem Handeln zugrunde liegende Wertefundament. Erst, wenn das Handeln getragen von den vorhandenen Werten und in völliger Übereinstimmung mit ihnen ist, handelt ein Mensch authentisch und wird auch als (authentische) besondere Persönlichkeit wahrgenommen. Handelt jemand authentisch, ist sogar das Aussehen nicht mehr von vordergründigem Belang. Dann wird jemand sogar, gerade wegen seines Äußeren, zur echten Type.

Doch hier ist Achtung geboten. Niemand ist und wird eine authentische Persönlichkeit, wenn er ein Verhalten an den Tag legt, dass nicht seinem Selbstverständis entspringt, also ein Abbild seines ureigenen Wertekosmos ist.

Auf den ersten Blick liest sich dieser Punkt als relativ einfach und als eine Selbstverständlichkeit. Jeder ist zunächst geneigt, sein Verhalten immer als im Einklang mit seinen Werten zu beschreiben.

Dennoch unterliegt man als Führungskraft schnell der Gefahr, Werte und Ziele zu propagieren, die lediglich opportun im Hinblick auf eine bestimmte Situation oder das Erreichen eines Ziel passen, nicht aber mit dem eigenen Wertekanon übereinstimmen. Hierzu einige Beispiele:

- Eltern, die noch nie ein Buch von innen gesehen haben, aber ihre Kinder dazu anhalten, mehr Bücher zu lesen.
- Menschen, die andere belehren, dass man keinen Alkohol braucht, um Spaß zu haben, aber jede Woche betrunken von Club- oder Partybesuchen nach Hause kommen.
- Menschen, die von anderen gutes Benehmen verlangen, sich aber selbst wie ein Elefant im Porzellanladen verhalten.

Dieses Verhalten ist nicht nur auf den ersten Blick widersprüchlich, es ist auch nicht authentisch. Nun sind diese Beispiele sehr plakativ und es liegt auf der Hand, dass das gelebte Verhalten im Widerspruch zu den – insbesondere an andere – formulierten Ansprüchen steht. Im Leben kommen diese Widersprüche in Form von bigottem Verhalten oft viel subtiler daher. In der Regel spürt man die Ungereimtheit, bevor man sie klar benennen kann. Oscar Wilde hat dies auf den Punkt gebracht, wenn er sagt: „Nur Persönlichkeiten bewegen die Welt, niemals Prinzipien" (Oscar Wilde).

Ausgangspunkt für eine authentische Persönlichkeit ist deshalb die Frage nach dem „Wer bin ich?" Über dem Eingang zum Tempelbezirk von Delphi in Griechenland stand in großen Lettern:

Γνῶθι σεαυτόν

(Gnóthi seautón)

„Mensch, erkenne Dich selbst." bzw. „Mensch, erkenne, was Du bist!"

Die Selbsterkenntnis ist in der heutigen Zeit von einer immer größeren Relevanz für viele Menschen. Forscher aus verschiedenen wissenschaftlichen Disziplinen versuchen mit immer neuen Ansätzen und Methoden Antworten auf die Frage zu geben, wer wir wirklich sind – woher wir kommen und was den Menschen ausmacht. Sie horchen in das Weltall, erforschen die kleinsten atomaren und subatomaren Teilchen, aus denen wir zusammengesetzt sind. Sie puzzeln an unserer biologischen Abstammung und definieren Abgrenzungskriterien zu anderen Spezies.

Übersicht

Die Hauptaufgabe eines jeden Menschen ist, sich selbst zu gebären. „Erkenne Dich selbst" gehört zu den fundamentalen Geboten, deren Ziel Kraft und Glück des Menschen ist.

Erich Fromm (1900–1980).

3.3 Wer bin ich? – Selbstverständnis erarbeiten

Diese naturwissenschaftlichen Ansätze versuchen eine allgemeingültige Antwort auf die Aufforderung der alten Griechen zu finden. Sie stellen die Frage, inwieweit der Mensch sich von anderen Lebensformen unterscheidet. Es geht bei diesen Betrachtungen darum, Unterschiede z. B. zu Tieren aufzählen. „Der Mensch kann lachen." oder „Der Mensch kann sich selbst reflektieren". Wie grenzt sich die Spezies Mensch als Ganzes vom Rest der Lebeweisen ab?

Die Aufforderung „Mensch, erkenne Dich selbst!" kann aber auch ganz anders verstanden werden. Wählt man keinen abstrakt differenzierenden, sondern einen persönlich definierenden Ansatz, kommt es nun auf die positive, individuelle Selbsterkenntnis an: „Wer bin ich wirklich; was macht mich aus?" nicht, „was macht mich anders – wie unterscheide ich mich?" Es geht nicht darum, sich selbst zu erklären, was man nicht ist, sondern wer man tatsächlich ist.

Der definierende Ansatz geht in eine vollständig andere Richtung. Eine Antwort auf diese Frage ist nicht abstrakt allgemein, sondern konkret individuell und muss für jeden selbst gefunden werden. Damit kann sich die Antwort auf die berühmteste Frage des klassischen Altertums nur jeder Mensch selbst geben. „Erkenne Dich selbst" gehört zu den fundamentalsten Geboten, deren Ziel Kraft und Glück des Menschen ist (Fromm 2000). Und diese Selbsterkenntnis ist wichtig, da man nur so seiner Verantwortung für sich und andere gerecht werden kann. Sartre konstatierte: „Und wenn wir sagen, dass der Mensch für sich selbst verantwortlich ist, so wollen wir nicht sagen, dass der Mensch gerade eben nur für seine Individualität verantwortlich ist, sondern dass er verantwortlich ist für alle Menschen … Der Mensch kann dem Gefühl seiner vollen und tiefen Verantwortlichkeit schwerlich entrinnen" (Sartre 2023). Selbsterkenntnis ist ein wichtiger Teil der Verantwortung vor sich und der Gesellschaft und damit die Grundlage für einen professionellen Umgang mit Menschen.

> **Praxistipp**
> Nehmen Sie eine Stoppuhr und geben Sie sich eine Minute Zeit. Dann beantworten Sie folgende Frage: „Wer bin ich?"

Es ist egal, wie und auf welche Art und Weise man diese Frage beantwortet. Wichtig ist aber, dass man sie nicht beantworten kann, indem man schreibt, was oder wer man NICHT ist. Auch ist die Aufgabe nicht dadurch erledigt, lediglich den eigenen Namen aufzuschreiben. Es bedarf tatsächlich einer größeren Selbstüberwindung, als man glaubt, diese Frage zu beantworten und sie hinterlässt immer ein seltsames Gefühl.

Lesen Sie bitte erst weiter, wenn Sie die Aufgabe erledigt haben!

Es versteht sich von selbst, dass es bei dieser Frage keine falschen Antworten gibt.

Dies ist das Ergebnis meiner mehrjährigen Lehrtätigkeit, in der ich mehrere hundert angehende examinierte Pflegekräfte, angehende PDLs und Heimleiter mit dieser Frage in der in diesem Buch dargestellten Form konfrontiert habe. Ca. 10 % gaben dabei keine Antwort, ca. 5 % schrieben nur ihren Namen und ca. 70 % brachten weniger als fünf Begrifflichkeiten oder weniger als 2 Sätze auf das Papier. Besonders auffällig war, dass oft die folgenden Begrifflichkeiten benutzt wurden: „fleißig", „ehrgeizig", „treu", „loyal", „zickig" (sic!), „bescheiden", „liebevoll", „unkonventionell", „kreativ", „familienbewusst".

Wenn man sich nun die Begriffe oder Beschreibungen der eigenen Person anschaut, dann werden sich überwiegend Begriffe wie: fleißig, loyal, treu, zickig (tatsächlich), unkonventionell, kreativ, liebevoll, strebsam, familienbewusst auf dem Antwortzettel wiederfinden.

Mit an Sicherheit grenzender Wahrscheinlichkeit steht auf dem Blatt Papier die eigene Einschätzung als „guter Freund", „karrierebewusst" – vielleicht sogar "selbstkritisch", „rebellisch" oder „angepasst".

In der Regel sind diese Beschreibungen der eigenen Person die Reflexion der eigenen Werte. Diese eigenen Werte bestimmen, was man selbst als gut und schlecht, also erstrebenswert und nicht erstrebenswert erachten. Sie sind das Ergebnis eines ständigen Lernprozesses, der geprägt wurde durch unsere Gesellschaft, d. h. Eltern, Medien, Freunde, Institutionen, Kunst, etc. All diese Faktoren bilden einen Korridor, aus dem heraus sich bestimmte Wünsche, Verlangen und Selbstverständlichkeiten im Leben abgeleitet und automatisiert haben. „Fleiß ist eine Tugend.", ist eine Aussage, die die meisten in unserer Gesellschaft blind unterschreiben würden. Auch, dass man Kuhmilch und nicht Muttermilch trinkt, obwohl ja gerade die Muttermilch viel natürlicher wäre, ist ein Ergebnis der kulturellen Prägung. Ein anderes frappierendes Beispiel genau dieser Prägung ist, dass die meisten selbstverständlich Schweine verzehren, aber fast jeder die größten Skrupel hat, Hunde zu essen. Außerdem würden viele, die Schweine- oder Kalbsfleisch mit Vorliebe im Restaurant verzehren, oder es sich zu Hause vorsetzen lassen, unter keinen Umständen ein Tier selbst töten. Die wenigsten von uns haben heutzutage tatsächlich ein Tier getötet und zum Essen zubereitet. Der Gedanke allein verdirbt vielen den Appetit und trotzdem essen sie das Fleisch bedenkenlos.

Menschen sind das Ergebnis ihrer Erziehung und Gesellschaft. Das jeweilige soziale Umfeld bringt einem bei, in einer ganz bestimmten Art und Weise auf Dinge zu sehen und diese zu bewerten. Menschen, die in einer Jägerfamilie oder auf einem Bauernhof aufgewachsen sind, haben möglicherweise ein ganz anderes Verhältnis zu Tieren und zum Schlachten, als das eine Person hat, die ihr Leben lang in der Stadt gelebt hat und Kühe nur vom Aufdruck auf der Wurstpackung kennt. Jeder weiß aufgrund seiner sozialen Prägung automatisch, ob etwas gut oder schlecht für ihn ist oder ob es sozial adäquat, d. h. von der Gesellschaft (der Gesellschaft in der er/sie aufgewachsen ist und die ihm/ihr vertraut ist) gutgeheißen wird oder nicht. Diese anerzogenen Werte sind ein Korsett, das jeden trägt und stützt und ein Kompass, der einem die Richtung zeigt und mit dessen Hilfe man sich ohne Probleme in einer Gesellschaft bewegen kann. Aber diese Werte haben mit einem persönlich – mit dem tatsächlichen Ich – rein gar nichts zu tun.

Diese, von der Gesellschaft in unserem höchstpersönlichen Moralkosmos implantierten Werte können als „Primärwerte" bezeichnet werden. Sie sind gut und richtig und lassen jeden, wenn sie beachtet werden, relativ „unfallfrei" am gesellschaftlichen Leben teilhaben. Sie sind die Spielregeln, nach denen die Gesellschaft funktioniert, in der ein Mensch aufwächst. Viele dieser Werte sind jedoch sehr „flüchtig" – d. h. sie sind nicht auf ewig Grundpfeiler der eigenen Moralvorstellungen und damit bestimmender Faktor des Handelns. Tatsächlich ändert sich als Einzelperson und Gesellschaft oft das, was als absolut richtig und moralisch erachtet wird; die Moral passt sich ständig den jeweiligen Strömungen, dem allgemeinen Konsens darüber, was in der Gesellschaft für gut und schlecht erachtet wird, an. Was heute gut ist, kann morgen schon wieder schlecht sein und umgekehrt. Es ist, mit Blick auf die Geschichte, gut zu verfolgen, wie jede Gesellschaft und jede Generation ihr eigenes Wertemuster entwickelt hat. Unsere Generation ist in extremer Weise geprägt durch das Bewusstsein, dass die Klimarettung von existenzieller Bedeutung ist. Andere Menschen auf dem Globus negieren diesen Umstand aus verschiedenen Gründen oder verstehen die komplexen Zusammenhänge nicht. Außerdem gibt es noch eine Bewegung, die auf die steigende Komplexität der globalen Herausforderungen mit Isolationismus reagiert, während die andere extreme Meinung zu einem Internationalismus tendiert.

Als in den 90er Jahren der Bürgerkrieg in Jugoslawien ausbrach, fingen Nachbarn auf einmal an, auf Nachbarn zu schießen. Menschen, die sich noch vor kurzen zu einem Plausch auf der Straße oder einem Grillabend im Garten getroffen hatten, versuchten nun, sich gegenseitig umzubringen.

Ein letztes Beispiel ist der Umgang mit der Homosexualität in Deutschland. Bis 1994 war die gleichgeschlechtliche Liebe unter Männern bei Gefängnisstrafe verboten. Erst 2021 wurde erlaubt, dass homosexuelle Männer Blut spenden dürfen (sic!). Heute ist der offene Umgang mit der sexuellen Identität immer selbstverständlicher. Selbst hochrangige Politiker und Prominente bekennen sich offen zum Schwulsein. Das, was vor einigen Jahren noch unweigerlich zum Karriereende geführt hatte (siehe z. B. die General Kiesinger-Affäre), wird heute nur noch achselzuckend zur Kenntnis genommen.

Noch 1967 wurden Frauen in Hosen aus Berliner Hotels herauskomplimentiert und sogar bis 1971 mussten verheiratete Frauen sich die schriftliche Genehmigung für ein eigenes Konto und die Annahme einer Arbeitsstelle von ihrem Ehemann einholen.

Als einer der ersten hochrangigen Politiker bekannte sich am 10. Juni 2001 der damalige regierende Bürgermeister von Berlin, Klaus Wowereit, offen zu seiner Homosexualität. Seine Bemerkung „Ich bin schwul und das ist auch gut so" hat bis heute Kultstatus und steht für Selbstbewusstsein und eine aufgeklärte, freie Gesellschaft. In einem Interview mit der Frankfurter Allgemeinen Zeitung vom 10.06.2021 hat er diesen Satz als den wichtigsten seines Lebens bezeichnet.

Alle diese Beispiele zeigen, dass es keine stabile Sicht auf die Dinge gibt und diese Sicht, in ganz besonderer Weise von den sozialen Umständen, von Fakten und der Art und Weise, wie man diese Fakten interpretiert, geprägt ist. Die gesellschaftlichen Werte setzen sich zwar aus den Werten jedes einzelnen Mitglieds der Gesellschaft zusammen, am Ende sind sie aber nicht gleich gewichtet und fließen zu einem gemeinsamen Nenner zusammen, der bei weitem nicht alle Facetten der Wertebandbreite abdeckt. Wie man Handeln und Umstände bewertet, also was man gut und schlecht findet, ist so Grundlage des eigenen Handelns – es ist dennoch nur bedingt wirklich Ausdruck unserer Persönlichkeit.

Die Art und Weise, wie Dinge zeitweise bewertet werden, bildet nicht zwangsläufig das ab, was wir wirklich sind. Diese Werte sind wie ein Hemd, das jeder anzieht und wieder auszieht. Aber es ist nicht das wahre Ich.

Aber was macht den Menschen nun wirklich aus? Das, was unser wahres Ich ausmacht, sind die sogenannten „Sekundärwerte", die oft tief in jedem schlummern. Teilweise stimmen sie mit den Primärwerten überein. Man erkennt die Sekundärwerte, die besonders stark in einem ausgeprägt sind, daran, dass sie einen Dinge tun lassen, obwohl die Gesellschaft dies vielleicht gerade nicht priorisiert oder gutheißt. Manchmal weiß man ganz sicher, dass man bestimmte Dinge tun oder lassen muss, egal was passiert, egal was „die Leute sagen", egal, was es für Konsequenzen hat. Wenn ein Mensch solcher Werte gewahr wird, ist man auf einen Schatz gestoßen, denn hier blinkt ein Teil des wahren Selbst hervor. Diese „Sekundärwerte" kann man nicht verleugnen. Bei manchen sind diese Werte extrem schwach ausgebildet, manche scheinen überhaupt keine zu haben und andere sind sich dieser Werte sehr wohl bewusst und leben unbeirrbar danach.

> **Praxistipp**
> Auch wenn es schwerfällt: Stellen Sie sich vor, jemand hält Ihnen ein durchgeladenes Gewehr an den Kopf. Und nun schauen Sie auf ihre Liste von Werten. Für welchen dieser Eigenschaften, die Sie für sich reklamiert haben, würden Sie – nein, müssten Sie – einstehen, auch wenn das Ihren Tod bedeuten würden? Stellen Sie sich die extremsten Situationen vor, vor die Sie gestellt werden könnten. Würden Sie z. B. immer noch loyal zu ihrem Freund sein, wenn man ihnen das Leben oder das ihrer Kinder nehmen würde?

Es ist frappierend, wie sich die Liste auf einmal ganz rapide verkleinert hat.

Das, was jetzt noch übriggeblieben ist, könnte tatsächlich ein Teil des wirklichen Ichs sein. Die Suche nach dem „Ich" ist etwas, was die Menschheit seit Anbeginn beschäftigt hat. Die alten Griechen haben daraus ganze Epen gemacht. Die Odyssee z. B. ist nicht etwa ein analoger Abenteuerplot, weil ihnen der Strom und die Playstation gefehlt hat. Sie erzählen vielmehr, wie auch die Sage um Herkules oder die Illias, von der Reise von Menschen zu sich selbst. Die Bilder, die die Griechen in ihrer Sagenwelt benutzten, beschreiben dabei zentrale Meilensteine auf diesem Weg. So ist der Blick in das Antlitz der Medusa nichts anderes als der Bick des Menschen auf sein wahres Selbst. Dieser ungeschönte und ungeschminkte Blick auf das, was uns wirklich ausmacht, lässt manchen im wahrsten Sinne des Wortes zu Stein erstarren. Denn was man da tief in einem selbst sehen kann, ist manchmal nicht angenehm und immer wird man zu Konsequenzen gedrängt, die nicht selten das ganze Leben auf den Kopf stellen. Es bedarf also einer ganzen Menge Mutes, um sich dieser Reise zu stellen. Nicht umsonst haben die Griechen diese Helden, die eine solche Reise hinter sich gebracht haben, zu Halbgöttern erklärt.

Hesse hat in seinem Vorwort zu seinem Roman „Demian" geschrieben: „Einen Wissenden darf ich mich nicht nennen. Ich war ein Suchender und bin es noch, aber ich suche nicht mehr auf den Sternen und in den Büchern, ich beginne die Lehren zu hören, die mein Blut in mir rauscht." (Hesse 1974) Wenn man es ernst meint mit der Authentizität und der Arbeit an sich, dann wird diese Reise nie enden.

3.4 Was will ich? – Nur wo ein Wille ist, ist ein Weg

Die Frage nach dem „Wer bin ich?" steht in einem unauflöslichen Zusammenhang mit der Frage: „Was will ich?" Erst wenn man für sich ansatzweise geklärt hat, wer man ist, kann man sich wirklich sinnvoll die Frage nach dem: „Was will ich?" stellen.

> **Praxistipp**
> Nehmen Sie einen Stift, ein Blatt Papier und eine Stoppuhr zur Hand und beantworten Sie für sich innerhalb einer Minute die Frage:
> **„Was will ich?"**
> Stellen Sie sich diese Frage jede Woche mindestens ein Mal. Denken Sie dabei nicht lange nach. Schreiben Sie auf, was Ihnen durch den Kopf schießt und vergleichen Sie dann das Ergebnis über die Wochen und Monate. Wenn Sie auf der Reise zu sich selbst sind, werden Sie erstaunliche Feststellungen machen.

Diese beiden Fragen beinhalten folgende Herausforderungen:

- Die sich klarer herausbildende Persönlichkeit wird einen ständig auf neue Fragen stoßen und zu immer neuen Konsequenzen zwingen, die oft unangenehm sind, einen auf Dauer aber zu einer immer stärkeren Persönlichkeit machen.
- Viele Jahre „Sozialisierung" und „Erziehung" haben uns abtrainiert, wirklich zu WOLLEN. Die meisten Menschen müssen wieder lernen etwas unbedingt zu wollen. Nur wenn einem die eigenen Ziele etwas wert sind, kann man das Erreichte wertschätzen. Diese bewusste Lebensweise wird das Leben reich machen.
- Als letzter Punkt gehört eine Menge Mut dazu, diesen Weg zu gehen; seinen eigenen Standpunkt zu vertreten und vor allem, sich auf andere einzulassen und Stärke in Demut zu finden.

Nach den Fragen: „Wer bin ich?" und „Was will ich?" geht es in einem letzten Schritt darum, die Antworten nicht im Abstrakten zu belassen, sondern sich ganz konkret klarzumachen:

1. Was macht mich wertvoll?
2. Wo liegen meine roten Linien?

Menschen leiten ihr Selbstwertgefühl zu nicht unerheblichen Teilen aus der sozialen Rückkopplung mit anderen Menschen ab. Dies ist ein Faktum. Leider können wir einander nicht immer fehlerfrei verstehen. Kommunikation – das werden die nächsten Kapitel zeigen – ist mehr als nur gesprochene Worte. Und selbst diese sind oft missverständlich. So ist der Umgang mit Menschen Segen und Fluch zugleich und es ist wichtig, zu lernen, andere Menschen richtig zu lesen. Reaktionen des eigenen Umfelds lediglich unreflektiert und aus der eigenen Perspektive zu bewerten, führt über kurz oder lang zu großen Missverständnissen. Erst die bewusste Auseinandersetzung mit unserem Umfeld führt dazu, dass man sich immer besser einschätzten und den eigenen Wert erkennen kann. Empirische Studien zum Selbstwertgefühl stehen allerdings vor der Schwierigkeit, dass der Selbstwert schwierig zu messen ist (Baumeister et al., 2005).

> **Übersicht**
> „Wir werden erst durch andere wir selbst."
> Lew Wygotsky (1896–1934).

Selbstwert wird oft auch mit Selbstwertgefühl, Selbstwertschätzung, Selbstachtung gleichgesetzt. In der Psychologie versteht man darunter die Bewertung, die man an sich selbst vorgenommen hat – den Wert, den man sich selbst zumisst. Neben der Rückkopplung mit anderen Menschen und der Bewertung dieses entgegengebrachten Verhaltens spielt auch die Selbsteinschätzung, die mittels Selbstbeobachtung des aktuellen Verhaltens und des reflektierten Erlebens früherer Ereignisse erfolgt, eine entscheidende Rolle. In Bezug auf das Arbeitsleben sind in diesem Zusammenhang insbesondere Methodenkompetenz, ausreichende Kenntnisse oder Erfahrungen und wiederholte Tätigkeiten in ähnlichen Situationen zu nennen.

Neben den im Laufe der Entwicklung zu einem gesunden Selbstwertgefühl wichtigen Faktoren nennt der Psychologe Nathaniel Branden (2011) die folgenden Bedingungen, die „die sechs Säulen des Selbstwertgefühls" bilden:

- Bewusstes Leben
- Selbstannahme
- Eigenverantwortliches Leben
- Selbstsicheres Behaupten der eigenen Person
- Zielgerichtetes Leben
- Persönliche Integrität

Branden ist der Ansicht, dass authentische Selbstsicherheit und Selbstwertgefühl weitgehend abgekoppelt von der Rückmeldung eines Gegenübers sind.

> Ein gesundes Selbstwertgefühl ist die Grundlage jedes guten Miteinander.

Ein gesundes Selbstwertgefühl bei allen Beteiligten einer Gruppe ist die Grundlage für ein gutes Miteinander. Aus diesem Grund ist es für einen professionellen Umgang oberstes Gebot, das Selbstwertgefühl eines Menschen nicht zu beschädigen. Fällt auf, dass bei sich selbst, einem oder mehreren Menschen in einem sozialen Gefüge Defizite in Bezug auf den Selbstwert auftreten, muss umgehend gegengesteuert werden.

Potreck-Rose und Jacob unterscheiden vier Säulen des Selbstwertes und richten danach Interventionen zur Steigerung des Selbstwertes aus. (Potreck-Rose und Jacob, 2016). Die vier Säulen sind:

- Selbstakzeptanz,
- Selbstvertrauen,
- soziale Kompetenz,
- soziales Netz.

Grundlegend für Potreck-Rose und Jacob (Potreck-Rose und Jacob) ist für die Entwicklung von Selbstakzeptanz und Selbstvertrauen die positive Selbstzuwendung. Ohne eine aktive Beschäftigung der betroffenen Person mit sich selbst (Selbstreflexion) ist eine wirkliche (Weiter-)Entwicklung des Selbstwertgefühls nicht oder sehr schwer möglich.

Die Reise zu sich selbst, zu seinem wahren Ich und seinen Wünschen und Träumen ist keine Straße, sondern eine ständig weiterführende Wendeltreppe. Der Psychologe Carl Rogers (Rogers, 1994) beschrieb Erfahrung, Psyche und Umwelt als etwas Lebendiges und sich stetig Entwickelndes, Wachsendes. Rogers Menschenbild basiert auf einem fortlaufenden Prozess „organischen Erlebens", der aber nie zu irgendeinem Zeitpunkt des Lebens abgeschlossen ist.

Gesunde Selbstkonzepte gehen, so Rogers, nicht von der Vorstellung einer festen Identität aus, sondern sind fließend, ständiger Veränderung unterworfen; das Leben ist ein stetiger Entwicklungsprozess, der erst mit dem Tod endet.

Aus diesem Grund lehnt er die Vorstellung ab, das Leben müsse sich auf ein Ziel hin fortentwickeln.

Damit verbunden ist die Überzeugung, dass der Mensch sich nur dann frei entfalten kann, wenn er den Mut aufbringt,<^< sich auf sich selbst zu verlassen. „Das gute Leben ist ein Prozess, kein Daseinszustand." (Carl Rogers 1902–1987).

Aus dieser Erkenntnis heraus, was einen persönlich ausmacht, was seine wirklichen Wünsche sind und mit dem Mut, sich zu entfalten, entsteht der nächste Schritt zur Entwicklung einer authentischen Persönlichkeit: die Verantwortung für das eigene Erleben zu übernehmen. (Fritz Perls, 1973) Damit emanzipiert sich die Persönlichkeit immer mehr von der unbewussten Prägung durch gesellschaftliche Einflüsse. Die primären Werte, die einem Menschen durch die Gesellschaft als „Leitplanke" für Wünsche, Ziele, Handlungen dienten, werden immer bewusster hinterfragt. Gleichzeit bildet sich ein inneres Tribunal, dass immer stärker alles ablehnt, was mit dem Eigenen – nun sehr bewusst wahrgenommenen – Wertekosmos nicht in Einklang steht. Fortlaufend intensiver wird überlegt, welche primären Werte akzeptiert werden können. Perls ermutigt in seinen Arbeiten dazu, die unbewussten und unreflektierten Normen, die jedem zunächst eine große Stütze waren, abzustreifen und durch eigene Überzeugungen zu ersetzen, die einen inspirieren. Dieser individualistische Ansatz hat seinen Schwerpunkt im „Hier und Jetzt". Entscheidend ist die Suche nach dem eigenen Weg. Dieser Schritt hat nichts damit zu tun, sich jenseits der Gesellschaft zu stellen oder keine zwischenmenschlichen Beziehungen mehr einzugehen. Vielmehr geht es bei der bewussten Umsetzung eines individuellen Wertesystems darum, eine stabile, wahre Persönlichkeit aufzubauen, die sich bewusst mit Konflikten und Widersprüchlichkeiten auseinandersetzen kann. Erst die Ausprägung einer solchen selbst-bewussten Persönlichkeit erlaubt das klare Ziehen von „roten Linien" in Bezug auf eigenen Handlungen und Handlungen anderer.

Erst, wenn das Handeln in Bezug auf die eigenen Werte in Einklang gebracht wird, kann eine Person authentisch sein. Erst, wenn aus dem eigenen Wertekosmos gelebt wird, wird automatisch und klar auf das Handeln Dritter, im Einklang mit dem immer stärker werdenden inneren Tribunal, reagiert. Dann zieht der Mensch automatisch alle roten Linien, die wichtig für ihn sind. Ist einem vollständig bewusst, wofür man steht und was nicht vereinbar mit dem eigenen Wertesystem ist, dann wird das Verhalten immer klarer, selbstverständlicher – eben authentischer.

Allerdings ist alles einer ständigen Veränderung unterworfen und so ist auch das eigene Wesen nie an einem Punkt angelangt, an dem man „fertig" wäre. Insofern ist es ein ständiger Kreislauf der wichtigen Fragen, die man sich immer und immer wieder stellen muss, um sich seiner selbst bewusst zu werden und zu bleiben:

Wer bin ich? – Was will ich? – Was macht mich wertvoll? – Wo ziehe ich meine roten Linien?

Abraham Maslow, der geistige Vater der humanistischen Psychologie, kam zu dem Schluss, dass es die ureigenste Aufgabe jedes Menschen ist, sich zu finden oder anderen dabei zu helfen, ihr Potenzial auszuschöpfen. Maslow war überzeugt, dass jeder Mensch eine individuelle Aufgabe in seinem Leben hat und versuchen müsse, sich über diese Aufgabe Klarheit zu verschaffen und ihr gerecht zu werden. Nur die Klarheit über sich und seinen „Sinn", führe zu einem erfüllten Leben. Tue man das nicht, werde man zeitlebens ruhelos und unzufrieden sein, selbst wenn alle anderen – materiellen – Bedürfnisse mehr als befriedigt seien (Maslow 1981). Jeder Mensch, so Maslow, solle alles daransetzen, seine Möglichkeiten zu entdecken und Erfahrungen zu sammeln, die dazu ermutigen, sich selbst zu entfalten.

> **Übersicht**
> Ein Mensch hat die Aufgabe, alles zu sein, was er sein kann.
> Abraham Maslow (1908–1970).

In seiner Bedürfnispyramide legt Maslow dar, dass für die Entfaltung der Persönlichkeit bestimmte Voraussetzungen bestehen, die aufeinander aufbauen. Die jeweils „höhere" Stufe kann nur dann erreicht werden, wenn die jeweils „unteren" Stufen befriedigt sind. Dabei unterscheidet er zwischen „Defizitbedürfnissen" und „Wachstumsbedürfnissen". Zu den Defizitbedürfnissen gehören u. a. Sicherheit und Wertschätzung. Bei Angst und fehlender Wertschätzung kann eine Person keine Leistung bringen. Führungskräfte, die ihre Autorität auf Angst und Machtmissbrauch stützen, gehören unverzüglich entfernt. Sie ruinieren auf Dauer jedes Unternehmen, da sie die Mitarbeiter davon abhalten, ihre tatsächliche Leistungsfähigkeit zu entfalten.

Die von Vera Birkenbihl auf der Basis von Maslow weiterentwickelt Pyramide, diente als Grundlage für die vorliegende, ebenfalls weiterentwickelte Version einer Bedürfnispyramide.

5	Selbstverwirklichung (Wünsche und Träume), Leistung (berufliche, sportliche, künstlerische und sonstige Leistungen)	Höhere Ziele
4	Ich-Bedürfnisse (Anerkennung, Selbstwert)	Psychologisches Überleben
3	Soziale Bedürfnisse, Zugehörigkeit zu einer Gruppe	
2	Sicherheit – Liebe	Physisches Überleben
1	Grundbedürfnisse (Atmen, Trinken, Essen, Wohnen)	

Sich diese Pyramide zu verinnerlichen ist deshalb nicht nur für die eigene Persönlichkeit wichtig, sie ist auch gerade für die Menschen wichtig, die als Führungskraft Personalverantwortung haben.

3.5 Von den Besten lernen – Wie wird man zur Persönlichkeit

3.5.1 Männer sind Charakterköpfe; Frauen auch. Aber anders

Wenn man an echte Charakterköpfe denkt, fallen einem spontan erst einmal Namen wie Jürgen Klopp, Konrad Adenauer, J.F. Kennedy, Roger Federer oder Mahatma Ghandi ein. Frauen, das musste ich beim Schreiben feststellen, kommen einem erst im zweiten Denkansatz in den Sinn. Bei meinen Recherchen konnte ich feststellen, dass die mangelnde Präsenz im kollektiven Bewusstsein aber nicht daran liegt, dass sie nicht ebenso stark wären oder ihre Führung weniger wichtig und bedeutend für die Menschheit gewesen wäre. Die Gründe für die mangelnde Wahrnehmung liegen wohl darin, dass die Gesellschaft Frauen immer noch schwer als Führungsfiguren wahrnehmen will.

Wissenschaftliche Studien zeigen, dass der Unterschied zwischen männlichem und weiblichem Führungsverhalten in der Praxis tatsächlich minimal ist. Frauen führen lediglich in Nuancen anders als Männer. Eine Studie des Verbands deutscher Unternehmerinnen belegt, dass weibliche Führungskräfte Kreativität, Fürsorglichkeit und Teamfähigkeit priorisieren, während Männer häufiger eine „Ellbogen-Mentalität" an den Tag legen und schneller Entscheidungen treffen. Weibliche Führungskräfte bevorzugen häufiger einen strukturierten Führungsstil mit klaren Regeln, während Männer eher zum „Laissez-faire"-Führungsstil neigen. Eine empirische Studie der Universität Mannheim widerlegt auch das Klischee, dass Frauen aufgrund ihrer Empathie weniger durchsetzungsstark sind. Wichtig bleibt festzuhalten, dass am Ende die Führungs-Persönlichkeit entscheidet – unabhängig vom Geschlecht. Abgesehen von den kleinen Unterschieden und extremen Einzelbeispielen gibt es keine „typisch weibliche" Führungskraft, genauso wenig wie „typisch männliche" Führungskräfte.

Es ist tatsächlich die Art und Weise, wie wir auf die Dinge schauen. Die Geschichte hat gerne die Verdienste von Frauen verschwiegen, ihre Taten kleingeredet – ein stetes Erbe unserer christlich abendländisch geprägten männerzentrierten Sichtweise auf die Dinge. Dieses Schicksal teilte Lise Meitner (1878–1968), deren Forschung Otto Hahn als eigene ausgab und dafür den Nobelpreis erhielt, Rosalind Franklin (1920–1958), die eigentlich die Doppelhelix entdeckte, für die dann Watson und Crick den Nobelpreis erhielten, Margaret Hamilton (1936), ohne deren Wissen die Apollo Mondmission gar nicht möglich gewesen wäre. Auch Katherine Johnson (1918–2020) deren Berechnungen es nach der Explosion des Treibstofftanks von Apollo 13 zu verdanken war, dass Raumschiff wieder sicher landen konnte. Auch der Film Apollo 13 würdigt sie mit keiner Silbe, geschweige denn mit ihrem Charakter.

Aber sagt all dies etwas darüber aus, ob diese Frauen nicht echte Charaktere, echte Leader waren? Das waren sie ohne Zweifel. Lise Meitner wurde von Albert Einstein als deutsche Marie-Curie tituliert. Und ihre fehlende Beachtung hat nichts mit ihrem Charakter oder ihrer Führungsqualität zu tun.

Wer entscheidet, was echter Charakter ist und wie gute Führung auszusehen hat? 2000 Jahre männerdominierter Geschichtsschreibung, Forschung und historischer Rückblicke zeigen ein gewisses Zerrbild, in dem Frauen als Führungspersönlichkeiten nur am Rande vorkommen. Dabei geht es nicht um Gleichberechtigung oder Wokeness in der einen oder anderen Form, sondern um eine objektive Wahrnehmung von starken „Charakteren" – also echten Charakterköpfen. Die Merkmale einer solchen Persönlichkeit orientieren sich an Archetypen, wie dem „entschlossenen Helden" oder dem „charismatischen Vater". Was heldenhaft ist oder nicht, hängt vom jeweiligen kulturellen Umfeld ab. Während in den USA und auch in Europa Führung oft mit aggressiver Stärke und extrovertiertem Verhalten gleichgesetzt wird, ist dies z. B. in Japan ganz anders. Dort sind die Helden still und in sich gekehrt. Insbesondere die europäischen und amerikanischen Idealbilder passen oft nicht zu weiblichen Führungspersönlichkeiten, wie die Forschungen von Eagly und Karau (Eagly und Karau 2002) zeigen.

Leben Frauen diese vermeintlich männlichen Eigenschaften wie Härte oder Dominanz, passen sie nicht in das uns eigene weibliche Schema der klassischen weiblichen Archetypen. Sie werden dann oft negativ bewertet – von Männern und Frauen gleichermaßen. Bei den Wikingern waren z. B. Frauen selbstverständlich Kriegerinnen und Anführerinnen. Auch in der Antike war das Verständnis bezüglich weiblicher Führung und Autorität ein ganz anderes. In Platons Menexenos beruft sich z. B. Sokrates auf Aspasia als seine Lehrerin der Rhetorik.

Solange die Gesellschaft (d. h. Männer und Frauen) weibliche Charaktere – das, was man umgangssprachlich als „echte Typen" bezeichnet – mit der „Männerbrille" betrachten, werden Frauen immer schlechter abschneiden oder durch das Raster fallen. Frauen als Leader sind uns immer noch ein wenig suspekt, aber langsam streifen wir die alte Brille ab. Es ist, wie bei allem, eine Sache des Selbstverständnisses und dieses wandelt sich. Wer will schon einer Frau wie Marie Curie, Rosa Luxemburg, Audrey Hephurn, Josefine Baker, Marlene Dietrich, Frieda Kalo oder Angela Merkel das Attribut „Charakter" oder außergewöhnliche Persönlichkeit absprechen? Diese Frauen sind Ikonen und im kollektiven Bewusstsein der Menschen tief eingegraben. Jeder dieser Namen ruft etwas in einem hervor, keine der Frauen lässt uns kalt – auf die eine oder andere Weise.

3.5.2 Wie wird man also zu einer solchen Persönlichkeit? Was macht diese Frauen so besonders?

Schaut man sich den gemeinsamen Nenner all dieser Menschen an, dann springt zunächst der ureigene Antrieb für das Handeln ins Auge – die intrinsische Motivation und der ganz besondere Fokus. Die Motivation lag in der Überzeugung, Dinge besser machen zu können und zu wollen. Der Fokus lag stets auf dem Erfolg des Projekts, d. h. die persönliche Aufgabe zu einem guten Ende zu bringen.

Eine weitere Gemeinsamkeit war, dass jede der Frauen im wahrsten Sinne des Wortes „selbstbewusst" war. Sie waren sich über sich und ihren Wert vollständig im Klaren. (Mensch erkenne Dich selbst!).

Darüber hinaus war all diesen Frauen auch eigen, dass sie gegen extreme Widerstände und trotz vieler Niederlagen nie ihren eigenen Weg verraten haben und aufgaben. Diese Frauen wussten, was sie wollten und hatten immer das Ziel im Auge – sie waren sich ihrer Selbst und ihrer selbst gesteckten Aufgabe bewusst (Was will ich?).

Frauen wie Jeanne D'Arc, Rosa Luxemburg, Audrey Hepburn, Marlene Dietrich oder Josefine Baker verfügten darüber noch über ein außergewöhnliches Charisma. Ihnen folgten die Massen.

Charakter und langfristiger Erfolg in der Führung fängt immer bei einem selbst an. Das Selbstverständnis, der Glaube an sich, seine Fähigkeiten, die gestellten Aufgaben zu einem guten Ende zu bringen, sind entscheidend.

Der letzte Punkt, den es anzusprechen gilt, entscheidet nicht darüber, ob man eine Persönlichkeit wird, sondern was für eine Persönlichkeit man wird. Egomanische Alphatiere, wie Donald Trump, Elon Musk, Vladimir Putin, Viktor Orban, Alice Weidel oder Sarah Wagenknecht sind zwar echte „Typen" und „Charakterköpfe" par excellence. Als Führungskräfte sind sie toxisch und nicht zu gebrauchen. Sie hinterlassen nur verbrannte Erde. Dies resultiert aus dem Umstand, dass ihre Ziele, also ihr Antrieb, ihre intrinsische Motivation destruktiv sind. Wer antritt, um zu zerstören, kann zwar eine Persönlichkeit werden, aber er wird eine Schneise der Verwüstung hinterlassen.

Literatur

Altmann, Tobias u. a.: I guess you're just not my type: Personality types and similarity between types as predictors of satisfaction in intimate couples. Journal of Individual Differences, 34/2, 2013

Allport, Gordon W., Odbert, Henry S.: Trait-names: A psycho-lexical study. Psychological monographs, 47/1, Victoria, 1936

Branden, Nathaniel: Die 6 Säulen des Selbstwertgefühls: Erfolgreich und zufrieden durch ein starkes Selbst | Eine Anleitung für mehr Selbstvertrauen; München, 2011

Eagly, A. H.; Karau, S. J.: Rollenkongruenztheorie der Vorurteile gegenüber weiblichen Führungskräften. Psychologische Rezension; https://doi.org/10.1037/0033-295X.109.3.573, veröffentlicht 2002, heruntergeladen: 23.03.2025

Fromm, Erich: Die Furcht vor der Freiheit, München, 2000

Goethe von, Johann Wolfang: Faust I und Faust II, Köln, 2012

Goffman, Erving: Wir alle spielen Theater: Die Selbstdarstellung im Alltag, München, 2003

Hartmann, Corinna, Persönlichkeitstypen; in: Psychologie Heute, https://www.psychologie-heute.de/gesellschaft/artikel-detailansicht/42520-persoenlichkeitstypen.html, veröffentlicht: 08.03.2023, heruntergeladen: 23.03.2025

Hesse, Hermann: Demian; Berlin, 1974

Kretschmer, Ernst: Körperbau und Charakter. Untersuchungen zum Konstitutionsproblem und zur Lehre von den Temperamenten, Berlin u. a. 1977

Kollesch, Jutta, Nickel, Diethard: *Antike Heilkunst. Ausgewählte Texte aus dem medizinischen Schrifttum der Griechen und Römer.* Ditzingen, 1989

Potreck-Rose, Friederike; Jacob, Gitta: Selbstzuwendung, Selbstakzeptanz, Selbstvertrauen, Stuttgart, 2016

Jung, Carl G.: Psychologische Typen. Good Press, Glasgow 2022

Lewin, Kurt: Feldtheorie in den Sozialwissenschaften: Ausgewählte theoretische Schriften, München, 2012

Lewin, Kurt; White, Ralph; Lippitt Ronald: Patterns of aggressive behavior in experimental created ‚social climates; in Journal of social Psychology. 10, 1939, S. 271–299

Marston Moulton, William: Emotions of Normal People, Bristol, 2013

Maslow, Abraham: Motivation und Persönlichkeit, Hamburg, 1981

Myers, Isabel B., Myers Peter B.: Gifts differing: Understanding personality type. Nicholas Brealey, London 2010

Roth, Marcus, Collani von, Gernot: A head-to-head comparison of big-five types and traits in the prediction of social attitudes: Further evidence for a five-cluster typology. Journal of Individual Differences, 28/3, 2007,138

Sartre, Jean-Paul: Der Existentialismus ist ein Humanismus, Hamburg, 2023

Spranger: Lebensformen. Halle (Saale), 1921

Kommunikation 4

Zusammenfassung

Das vierte Kapitel beschäftigt sich mit der wichtigen Fähigkeit präziser und verständlicher Kommunikation. Es räumt mit der falschen Vorstellung auf, dass es dabei auf das Repetieren von gelernten Phrasen und das Abspulen gelernter Muster ankommt. Vielmehr geht es um ein tieferes Verständnis, wie wir Menschen funktionieren. Hierbei wird insbesondere auf die Erkenntnisse von Frau Birkenbihl und Herrn Schulz von Thun zurückgegriffen. Außerdem wird noch ein besonderes Augenmerk auf die nonverbale Kommunikation gelegt, die eine nicht unwesentliche Rolle im menschlichen Miteinander spielt.

4.1 Kommunizieren, statt nur reden – Der Unterschied zwischen Reden und Kommunizieren

Jeder kann reden, genauso, wie viele schwimmen können. Dennoch besteht ein Unterschied z. B. in der Technik und der Schnelligkeit zwischen einem Olympia- und jedem anderen Hobbyschwimmer. Genauso gibt es einen Unterschied zwischen professionellem Kommunizieren und einem „Allerweltsschwätzchen". Wenn zwei Bekannte oder manchmal auch alte Ehepaare miteinander reden, schaffen sie es minuten- ja sogar stundenlang zu reden, ohne auch nur ein Wort von dem mitzubekommen, was der andere sagt. Das ist in diesem Fall auch gar nicht schlimm. Man weiß ja, was man aneinander hat. In der beruflichen Praxis sind solche Situationen aber absolut unbrauchbar. Vor allem in Notfallsituationen, z. B. bei der Rettung eines Patienten bei einem Herzinfarkt, muss das Verständnis zwischen den beteiligten Personen reibungslos funktionieren. Nicht auszudenken, wenn in diesem Fall der Arzt Anweisungen gibt und die anderen an ihm vorbeireden. Eine Professionalisierung der Kommunikation ist also schon aus Gründen der Sicherheit essenziell.

© Der/die Autor(en), exklusiv lizenziert an Springer-Verlag GmbH, DE, ein Teil von Springer Nature 2025
J. Smolibowski und M. Ledig-Martin, *Führen in der Sandwichposition*,
https://doi.org/10.1007/978-3-662-71682-3_4

4.1.1 Erste Form der Professionalisierung – Fachvokabular

Die erste Form einer solchen kommunikativen Professionalisierung hat jede Pflegekraft bereits in der Ausbildung erfahren: das Lernen von Fachvokabeln. In medizinischen Berufen kommt es auf eine möglichst präzise Sprache an. Von der Anamnese über die Diagnose bis hin zur Therapie – immer ist es wichtig, dass jeder am Prozess Beteiligte genau weiß, wovon und worüber geredet wird. So hilft das Fachvokabular, alles genau auf den Punkt zu bringen. Nun geht es nicht mehr um die „dicke Ader", sondern um die „Carotis" – eine Verwechslung oder Fehlinterpretation, z. B. durch Mundarten oder „Insider-Benennungen" ist ausgeschlossen.

Kommunikation ist außerdem keine Einbahnstraße. Es geht immer um Senden und Empfangen von Nachrichten und Informationen. Professionelle Kommunikation heißt nicht, den anderen „tot- oder niederzureden", sondern in einen echten Dialog zu treten. Deshalb gehört neben das Senden von Informationen (Reden, Gestik, Mimik) auch das Empfangen von Informationen (Zuhören, Deuten und Verstehen von Gestik und Mimik). Dauerredner und Menschen, die den anderen das Wort abschneiden, haben in der Regel keine Argumente oder Angst vor dem, was der andere zu sagen hat.

An dieser Stelle sei angemerkt, dass dieses Kapitel aus dem Leser auf keinen Fall einen Kommunikationsexperten machen kann. Dies würde den Rahmen sprengen. Außerdem kann man Kommunikation am besten durch Kommunizieren lernen, so wie man schwimmen auch nicht am Beckenrand lernt. Allerdings können die nächsten Seiten Grundlagen und erste Ansätze für eine Optimierung der Kommunikation bei der täglichen Arbeit und Impulse für eine individuelle Verbesserungsarbeit geben.

4.1.2 Zum Kommunizieren gehört das Zuhören – auch der Körpersprache!

Wer nicht zuhört, bekommt das Wesentliche nicht mit – er dreht sich nur um sich selbst. Zur professionellen Kommunikation gehört deshalb vor allem auch die Fähigkeit des aktiven Zuhörens. Mit ein wenig Geduld und Wissen kann man aus dem Gesagten, den Worten und der Gestik und Mimik mehr Erkenntnisse ziehen als aus der Beantwortung vieler Fragen. Oft entlarven sich Menschen auch durch ihre Körpersprache, weil das Gesagte nicht kohärent mit dem ist, was Mimik und Gestik mitteilen. Wenn jemand davon spricht, absolut ruhig zu sein und der Körper vor Anspannung zittert, merkt der aufmerksame Zuhörer (und Zuschauer), dass etwas nicht stimmen kann.

Allerdings wird das ganzheitliche Zuhören für uns immer schwieriger, denn unsere Aufmerksamkeitsspanne wird immer kürzer. Dies ist Studien zufolge auf unseren Medienkonsum zurückzuführen. TikTok, Instagram und Co. überfluten uns mit Informationen und Eindrücken, sodass unsere Psyche eine Abwehrhaltung einnimmt. Je mehr Informationen auf uns herniedergehen, desto stärker wird unser Selektionsreflex. Immer mehr gewöhnen wir uns an eine „Schlagwortkommunikation", ähnlich der, die wir über Whatsapp pflegen. Der Sinn für eine ganzheitliche Kommunikation geht immer mehr verloren und so auch die Chance, zwischen den Zeilen des Gesprochenen Nachrichten zu empfangen. Das was unser Körper, unsere Mimik und Gestik kommunizieren, wird immer weniger wahrgenommen.

Unser Fokus liegt durch unsere Smartphone-Kommunikation (nicht selten verbringen junge Menschen sechs Stunden und mehr pro Tag in sozialen Netzwerken) auf der Mitteilung kleiner Informationshäppchen aber nicht im Aufbau und der Pflege einer emotionalen Bindung, die alle Sinne einschließt. Diese Bindung ist aber nicht nur essenziell für ein echtes Verständnis des Gegenübers, sondern auch für das Vermitteln der für die Führung so wichtigen Wertschätzung. Erst, wenn ein ehrliches Interesse besteht, den Sprecher zu verstehen und seine Gedanken nachvollziehen zu können, wird ihm signalisiert, dass das, was er sagt, wertvoll ist und er gewertschätzt wird. Der Umgang mit digitalen Medien hat uns darüber hinaus darauf programmiert, eine unmittelbare Reaktion zu erhalten. Dieser Erwartung kann der gute Zuhörer bereits durch eine die Aufmerksamkeit widerspiegelnde Gestik und Mimik – zum Beispiel ein zustimmendes Nicken oder ein Lächeln – genügen. Diese Form der Kommunikation sollte aber nicht als Ziel eines Verhaltenstrainings, sondern als Ausdruck einer inneren Einstellung begriffen werden. Ersteres ist nicht authentisch und wird schnell als falsches Spiel entlarvt.

4.1.3 Ein Blick sagt mehr als tausend Worte

Der Mensch ist nicht rational. Die Ratio vollzieht nur nach, was das limbische System längst entschieden hat. Deshalb kommen den nonverbalen Signalen, die der Körper sendet, eine so eminente Wichtigkeit in der Kommunikation zu. Diese Signale senden Botschaften, die, an der Ratio vorbei, dafür sorgen, wie wir verbale Informationen einordnen. Diese Dechiffrierung von Mimik und Gestik basiert auf dem Erkennen der sieben Basisemotionen: Wut, Ekel, Verachtung, Freude, Trauer, Angst und Überraschung. Diese Emotionen sind universell und werden – im Gegensatz zur Sprache – überall gleich verstanden.

Und hier zeigt sich die Wirkung des Prinzips „Wie man in den Wald hineinruft, so schallt es heraus." Mit einem bewussten Steuern der eigenen Gestik und Mimik kann man das Gegenüber dazu bringen, sich die gesendeten Emotionen ebenfalls situativ zu eigen zu machen. Menschen, denen Begeisterung aus den „Augen sprüht" reißen auch andere mit. Menschen, die gramgebeugt sind, lassen auch andere Menschen ihre Trauer spüren.

Menschen, die ihre Emotionen zeigen (können), wirken sympathischer und authentischer, weil sie für andere gut zu verstehen sind. Aber auch hier ist Achtung geboten. Überzogenes oder antrainiertes Verhalten wird schnell entlarvt und kann das Gegenteil bewirken. Sich mit der eigenen Körpersprache zu befassen, hilft nicht nur im Beruf, sondern grundsätzlich im Umgang mit anderen Menschen.

4.1.4 Jede Antwort braucht Zeit – Lernen wir, Pausen zu ertragen

Jede Antwort benötigt Zeit. Nur, wer bereits während des Gesprächs schon seine Antwort formuliert, kann unmittelbar antworten – doch dann ist ein wirkliches Zuhören nicht mehr möglich. Neurobiologisch ist ein solches Multitasking nicht möglich – zumindest nicht bei einem anspruchsvollen, komplexen Gespräch. Wird also bis zum Schlusssatz aufmerksam zugehört, hat dies unweigerlich zur Folge, dass die Kommunikation entschleunigt wird – es entstehen Pausen. Diese Pausen werden für uns, die wir an immer schnellere Kommunikation gewöhnt worden sind, immer unerträglicher und müssen erst einmal wieder gelernt werden. Jede Antwort, die länger als drei bis fünf Sekunden dauert, wird bereits so interpretiert, als ob das Gegenüber keine Antwort hätte oder die Frage nicht verstanden wurde. Hier kann dem Gesprächspartner aber durch eine kurze Erklärung oder das Ausbedingen von Zeit (z. B. „Geben Sie mir bitte eine Minute, um die Antwort zu bedenken.") die Unruhe genommen werden. Auch wenn diese Art der Gespräche zunächst ungewohnt erscheint und vielleicht schwerfällig daherkommen mag, vermitteln sie dem Gesprächspartner immer ein hohes Maß an Wertschätzung und allen Beteiligten ein Höchstmaß an Klarheit.

4.1.5 Dem Gespräch eine Richtung geben

Gespräche können gelenkt werden durch das, was man sagt. Aussagesätze eröffnen aber dem Gegenüber immer die Möglichkeit, seinerseits die Richtung zu wechseln und ein ganz neues Thema anzusprechen. Viel effektiver ist es deshalb, ein Gespräch durch Fragen zu führen. Gespräche erhalten ihre Richtung nicht nur durch das, was man sagt, sondern auch das, was man fragt. Mit anderen Worten: Wer fragt der führt. Fragen geben dem Sender, d. h. dem Sprecher, den Korridor vor, in dem er Informationen übermittelt. Dieser Korridor heißt „Antwort" und steckt ein stark begrenztes Feld ab, innerhalb dessen geredet werden kann. Diese Verengung kann so weit gehen, dass nur „Ja" oder „Nein" möglich ist. Wer also etwas sagen will, der sollte geschickt fragen.

4.1.6 Der Hörer hat immer die Interpretationshoheit – Senden auf der richtigen Frequenz

Kommunikation ist die größte Gefahr für Missverständnisse. Dies liegt daran, dass jede Information, die wir empfangen, immer individuell entsprechend dem Empfängerhorizont verstanden wird. Kein Mensch auf der Welt versteht jeden Satz gleich. Das heißt, dass jeder Sprecher (also Sender) einkalkulieren muss, dass er falsch verstanden wird. Wenn der Empfänger also das Gesagte nicht versteht, ist das nicht ein Affront gegenüber dem Sprecher, sondern das Ergebnis seines ganzen Lebens.

Je wichtiger das Gesagte ist, desto größer ist die Notwendigkeit, sich zu vergewissern, dass alles Gesagte richtig angekommen ist.

4.2 Wie man kommunizieren lernt – Das „Einmaleins" ganz leicht erklärt

Nach der Lektüre des letzten Unterkapitels stellt sich nun die Frage, wie man seine Kommunikation auf die nächste professionelle Stufe heben kann. An dieser Stelle muss noch einmal ausdrücklich darauf hingewiesen werden, dass es in diesem Prozess nie darum gehen darf, sich wie ein dressierter Hund verschiedene Verhaltensweisen anzutrainieren. Die Kommunikation muss authentisch sein und dies ist nur dann der Fall, wenn sie Ausdruck der eigenen Persönlichkeit, insbesondere des eigenen Selbstverständnisses ist. Das Einmaleins der Kommunikation ist deshalb als Inspiration bzw. hilfreiches Mindset zu begreifen. Zwei Modelle sollen hierbei eine nützliche Hilfestellung liefern. Zum einen ist da das Inselmodell von Vera Birkenbihl und zum anderen das Kommunikationsquadrat von Friedemann Schulz von Thun. Das Verständnis dieser beiden Modelle gibt eine exzellent Grundlage für jede weitere Optimierung der eigenen Kommunikation.

4.2.1 Inselmodell nach Vera Birkenbihl

Vera Birkenbihl (Birkenbihl 2013) zeichnet den Menschen als eine Insel. Diese Insel stellt die Welt eines jeden Individuums dar, die geprägt ist durch die Kultur, das persönliche Umfeld (z. B. Erziehung und Freunde) und die ureigenen Gewohnheiten, Vorstellungen und Meinungen basierend auf Erinnerungen und Erfahrungen, die uns zu dem gemacht haben, wer wir sind, wie wir denken und wie wir fühlen.

Treffen sich zwei Menschen, die im Hinblick auf ihre Werte und Einstellungen vollständig übereinstimmen, deren Inseln sich also vollständig überschneiden, sind sie sich schnell über alles einig. Ihre Werte und die Art und Weise, wie sie die Welt sehen, ist kongruent. Mit solchen Menschen funktioniert die Kommunikation sehr leicht, denn man ist sich im Grunde bei allem einig. Solche Menschen erscheinen sympathisch und klug, denn man fühlt sich aufgrund der Übereinstimmung innerlich verbunden und obwohl man nichts wirklich Neues erfährt oder seine eigene Welt bereichert, kommt es einem vor, als seien die Gespräche extrem interessant und anregend.

Wenn die Kommunikation aber nicht gelingt, wir also Pech haben, ist Distanz die Konsequenz, denn die Inseln überschneiden sich nicht. Diese Distanz ist nur schwer überwindbar, denn wir haben den Respekt nicht erlernt, dass andere Menschen andere Inseln haben und dass sie ihre Inseln genauso lieben, wie wir unsere.

Bei großen Unterschieden, kulturell oder durch die verschiedenen Gewohnheiten oder Sozialisationen bedingt, wird man sich verschwindend gering bis gar nicht einig. Die Inseln überschneiden sich überhaupt nicht, es gibt keine

Berührungspunkte. Es besteht die große Gefahr, dass man aneinander vorbeiredet und/oder die Einnahme einer ablehnenden Haltung gegenüber dem Gesprächspartner eingenommen wird. Es kann auch sein, dass der Kontakt zu einem „Inselbewohner" komplett vermieden wird – was im beruflichen Alltag zu einer großen Belastung im Team werden würde.

4.2.2 Optimaler kommunikativer Umgang nach dem Inselmodell von Vera Birkenbihl

In den Fällen, in denen die Inseln zweier Menschen keine Überschneidungen aufweisen, besteht die Notwendigkeit, Brücken zwischen den Inseln zu bauen. Das Fundament der Brücke ist zunächst einmal die Akzeptanz, dass der Andere anders ist. Diese Akzeptanz beinhaltet nicht die Übernahme oder das Gutheißen seiner Ansichten, sondern lediglich den Respekt, dass das Gegenüber einfach anders ist.

Eine Akzeptanz anderer Ansichten ist allerdings dann nicht möglich, wenn es sich um rechtsradikale, rassistische oder menschenverachtende Ansichten handelt. Intoleranz kann nicht toleriert werden, da sie sich sonst so weit ausdehnt, dass keine Toleranz mehr übrigbleibt.

In allen anderen Fällen heißt es nun, Gemeinsamkeiten zu suchen, d. h. Dinge, über die Einigkeit herrscht. Eine solche Verbindung schafft dann einen Steg, auf dem man sich langsam auf die andere Insel wagen kann. Unterschiede müssen respektiert und stehengelassen werden. Sie bereichern unser Leben und geben uns erst einen erweiterten Blick auf die Welt und alle Dinge in ihr.

Sollte gar keine Einigung gelingen, können sich die beiden Personen wenigstens einig sein, dass man sich nicht einigen konnte. Eine Eigenschaft, die wir von den Menschen in den Vereinigten Staaten lernen können. Ein gewisses Verständnis der Uneinigkeit tut uns allen gut und schafft Raum für Neues.

Frau Birkenbihl bringt die professionelle Haltung von guten Kommunikatoren wie folgt auf den Punkt.

- Es besteht Einigkeit und Akzeptanz darüber, dass jedes Individuum auf verschiedenen Inseln wohnt und es dort ganz unterschiedliche Welten gibt.
- Wir machen uns klar, dass Individuum A sehr wohl das Recht hat, seine eigene Insel genauso legitim zu finden wie Individuum B seine ganz andere eigene Insel.
- Auch muss akzeptiert werden, dass die Regeln, Normen und Werte, die auf den verschiedenen Inseln ganz unterschiedlich ausgeprägt sind, nicht von allen Individuen verstanden werden können.

Neben der notwendigen Grundeinstellung ist es darüber hinaus wichtig zu wissen, welche Wirkung das gesprochene Wort oder die Geste haben und wie sie verstanden werden. Hierzu liefert das Kommunikationsquadrat von Schulz von Thun die notwendigen Basisinformationen.

4.2.3 Das Kommunikationsquadrat von Schulz von Thun

Das Kommunikationsquadrat oder auch das „Vier-Ohren-Modell" oder „Nachrichtenquadrat" sind Modelle von Friedemann Schulz von Thun, die erklären, wie Kommunikation wirksam wird. Denn wenn man etwas sagt, übermittelt man nicht nur Sachinformationen. Tatsächlich enthält jede Äußerung, ob man will oder nicht, vier Botschaften:

- eine Sachinformation (worüber ich informiere)
- eine Selbstkundgabe (was ich von mir zu erkennen gebe)
- einen Beziehungshinweis (was ich von meinem Gegenüber halte und wie ich zu ihm/ihr stehe)
- einen Appell (was ich bei ihm/ihr erreichen möchte)

Ausgehend von dieser Erkenntnis hat Schulz von Thun 1981 die vier Seiten einer Äußerung als Quadrat dargestellt. Schulz von Thun betont dabei, dass – trotz allem – die unmissverständliche Kommunikation der Idealfall ist und nicht die Regel.

4.2.4 Die vier Ebenen der Kommunikation

Die erste Ebene, die Schulz von Thun definiert, ist die Sachebene. Hier steht die Sachinformation im Vordergrund, d. h. Daten, Fakten und Sachverhalte. Die Informationen werden anhand von drei Kriterien wahrgenommen:

- wahr oder unwahr (zutreffend/nicht zutreffend)
- relevant oder irrelevant (sind die aufgeführten Sachverhalte für das anstehende Thema von Belang/nicht von Belang?)
- hinlänglich oder unzureichend (sind die angeführten Sachhinweise für das Thema ausreichend, oder muss vieles andere zusätzlich bedacht werden?)

Entscheidend für die Qualität der Kommunikation auf dieser Ebene ist die Verständlichkeit und Klarheit, mit der der Sender seine Informationen übermittelt. Diese Ebene kann sehr gut trainiert werden. Als Regel gilt:

- In einen Satz gehört nur eine Information.
- Je komplexer der Sachverhalt, desto kürzer die Sätze.
- Sachverhalte müssen immer im Zusammenhang dargestellt werden.

Die zweite Ebene ist die der Selbstkundgabe. Jede verbale oder nonverbale Kommunikation gibt unweigerlich einen Einblick in die Persönlichkeit. Explizit oder implizit gibt jeder Mensch Gefühle, Werte, Eigenarten und Bedürfnisse preis, wenn er in Interaktion mit anderen tritt und übermittelt so Informationen über das Innenleben des Senders. Diese Botschaften werden in der Regel nicht bewusst wahrgenommen. Unser Gehirn entziffert in der Regel unbewusst Gestik und Mimik des Sprechers. Da nonverbale Kommunikation immer sehr subjektiv empfunden wird, kommt es hier häufig zu Missinterpretationen. Z. B. werden Menschen mit einer sehr reduzierten Mimik als verschlossen oder gar eingebildet oder „eisig" empfunden, obwohl sie es gar nicht sind.

Auf der dritten Ebene, der Beziehungsebene, geht es darum, wie der Sender zum Empfänger steht, was er von ihm hält; in anderen Worten um Zugewandtheit, Respekt und Wertschätzung. Auch diese Ebene wird grundsätzlich unterbewusst wahrgenommen. Die entsprechenden Impulse des Senders werden durch die Formulierung, den Tonfall aber vor allem durch Mimik und Gestik vermittelt.

Die vierte Ebene, die Appellseite, ist die implizit gewünschte Einflussname auf den Empfänger. In der Regel soll durch eine Kommunikation der Empfänger dazu veranlasst werden, etwas zu tun oder zu lassen. Dieser Appell kann sehr explizit geäußert werden (Befehl) oder implizit „durch die Blume" formuliert werden. Je unklarer der Appell ist, desto höher ist die Chance eines Missverständnisses.

4.3 Aye, Aye, Captain! – Endlich klar kommunizieren

Kommunikation ist Glückssache – jedenfalls ist sie sehr anfällig für Missverständnisse. Wie das Modell von Schulz von Thun zeigt, finden große Teile der Kommunikation auf einer nonverbalen Ebene statt, die außerdem an der Ratio vorbei, direkt vom Unterbewusstsein verarbeitet wird. Das Unterbewusstsein leitet dann seine Einschätzung direkt an das Bewusstsein weiter. Hier kann es schnell zu scheinbaren Diskrepanzen zwischen Gesagtem und Gezeigtem kommen, da Gesichtsausdruck, Sprache oder Gestik vermeintlich nicht zu dem passen, was gerade verbal vermittelt werden soll. Die wenigsten Menschen haben ihre Gestik und Mimik so perfekt unter Kontrolle, dass auf dieser Ebene Missverständnisse ausgeschlossen wären. Noch schwieriger ist dieser Teil der Kommunikation für Sender und Empfänger, wenn sie aus verschiedenen Kulturen stammen, die sich unterschiedlicher Körpersignale bedienen.

Klar Kommunizieren heißt also zuallererst, auf der Sachebene die verbalen Informationen so klar wie möglich zu transportieren. Ist man Empfänger von Nachrichten, so sollte man sich nicht scheuen so oft nachzufragen, bis alle Unklarheiten beseitigt sind. Als Sender darf man Nachfragen nie als Affront betrachten, sondern als das ehrliche Bemühen um Verständnis und damit als Zeichen von Respekt und Wertschätzung.

Für beide Seiten gilt: Bevor man denkt zu wissen, was der andere denkt, muss immer erst nachgefragt werden, ob das, was man denkt, der Wahrheit entspricht! Auf dieser Ebene kommt es nicht darauf an, viel zu sagen, sondern das Richtige. Wer viel redet, hat in der Regel wenig zu sagen. Präzise Sprache kann und muss gelernt werden. Eine präzise Sprache erleichtert den Umgang mit Kollegen, Patienten und Angehörigen.

Wir haben immer mehr verlernt, uns selbst in Bezug auf unsere äußere Erscheinung Selbstdisziplin aufzuerlegen. Mit dieser äußeren Erscheinung ist nicht nur die Garderobe gemeint. Mit unserer Erscheinung, dem wie wir anderen begegnen, signalisieren wir unserer Umgebung eine bestimmte Botschaft. Dabei sind es oft Kleinigkeiten, die eine Unterhaltung in die eine oder andere Richtung lenken und die ganz einfach anzuwenden sind. Unser Körper spiegelt immer unsere innere Grundhaltung. Sind wir also einem Menschen zugewandt, sollte dies auch unser Körper sein. Abweisende, verschlossene Gesten, abgewandter Oberkörper, ständiges Umherschauen im Raum, während der andere spricht, sind die größten Kommunikationskiller. Sie signalisieren, dass ein Gespräch eigentlich nicht gewollt ist – auch wenn dem vielleicht nicht so ist. Richtig ist es, den Oberkörper dem Gesprächspartner zuwenden, schauen sie ihm oder ihr ins Gesicht und signalisieren sie, dass sie dem Gespräch folgen, ohne das Gesagte zu unterbrechen. Das Äußere ist immer Ausdruck einer inneren Einstellung, wenn es authentisch sein soll. Deshalb spielen sie nicht, sondern trainieren sie sich ein echtes Interesse für ihre Mitmenschen und für das, was sie zu sagen haben, an.

4.3.1 Der erste Eindruck zählt – unser Gehirn ist ein Spießer

Der nächste Aspekt ist etwas heikel, weil er schnell missgedeutet werden könnte. Dennoch ist er wichtig, weil eine Kommunikation immer einhergeht mit den visuellen Signalen, die man setzt. Und zu diesen Signalen gehört auch das äußere Erscheinungsbild. Ein ungepflegtes Äußeres vermittelt der Umgebung das Gefühl, nicht wertgeschätzt zu werden. Natürlich können Menschen von ihrer Umgebung einfordern, sie nicht nach ihrem Äußeren zu beurteilen. Aber diese Einschätzung erfolgt zunächst einmal durch das limbische System und an der Ratio vorbei. Eine Revision dieses ersten Eindrucks erfordert im Gehirn also eine oder mehrere Extrarunden. Selbstverständlich ist die Garderobe ein Ausdruck der eigenen Persönlichkeit. Wer in einem schlampigen Outfit daher kommt, darf sich nicht wundern, als schlampig angesehen zu werden. Dies ist keine Absicht des Gegenübers. Das Gehirn arbeitet seit Urzeiten so, dass es blitzschnell anhand von Äußerlichkeiten Einschätzungen vornimmt. Dies zu negieren, wäre genauso naiv, wie sich aus dem Fenster schmeißen und hoffen, fliegen zu können.

Alle, die ohnehin davon überzeugt sind, dass sie sich selbst und anderen ein gepflegtes Äußeres wert sind, können dies geflissentlich überlesen. Alle, denen Kleidung „eigentlich völlig egal ist", können ja dann zur Vereinfachung der professionellen Kommunikation ihr Erscheinungsbild anpassen. All jene, die aber mit ihrer unangepassten Kleidung ein entsprechendes Statement setzen wollen, sollten sich über die Schwierigkeiten bewusst sein, die dieses Faktum setzt. Es bedarf dann einer umso intensiveren und präziseren Kommunikation auf allen anderen Bereichen und einer entsprechenden Aufgeschlossenheit des Umfeldes. Unser Gehirn ist ein Spießer, dessen sollte man sich bewusst sein.

4.3.2 Es ist nicht wichtig, was man sagt, sondern wie man es sagt (Oscar Wilde)

Neben einer präzisen Sprache und den nonverbalen Signalen steht auch die Art und Weise, wie wir sprechen, nicht unwesentlich dafür, wie wir wahrgenommen werden.

Menschen die schnell sprechen, werden eher als hektisch wahrgenommen. Schnelles Sprechen mit einer hohen Stimme wirkt eher hysterisch. Zu langsam sprechende Menschen erwecken den Eindruck, langsam zu denken. Gerade in hektischen Situationen tendieren alle dazu, zu schnell zu reden. Unsere Stimme überschlägt sich und wird sehr hoch. Hier kann allerdings jeder – insbesondere Führungskräfte – gut ansetzen und sich antrainieren, gerade in schwierigen Situationen nicht nur einen kühlen Kopf, sondern eine ruhige Stimme zu behalten.

4.4 Muss man in einer Sandwichposition besonders kommunizieren? – Nein! Aber…

Niemand, auch keine Führungskraft, soll und darf sich verstellen. Eine Verbesserung bzw. Professionalisierung der Kommunikation bedeutet zwar ein wenig Arbeit, sie ist aber kein Verbiegen der eigenen Persönlichkeit. Durch eine bessere Kommunikation soll und wird vielmehr diese besser zur Geltung gebracht. Das ist das Ziel einer optimierten Art und Weise, sich auszudrücken. Eine professionelle Kommunikation hat nichts mit Schauspiel zu tun oder einer Maske, die man trägt. All das ist kontraproduktiv und schadet am Ende nur. Insoweit ist die Frage, ob man als Führungskraft anders kommunizieren muss, klar mit Nein zu beantworten. Allerdings gibt es zwei wichtige Regeln, die sich jede Führungskraft auf die Fahne schreiben sollte.

4.4.1 Jede Forderung immer mit einer klaren Umsetzungsanweisung und Zielvorgabe versehen!

Bereits im ersten Kapitel wurde darauf hingewiesen, dass kryptische Anweisungen kein Zeichen von Führung, sondern von Hilflosigkeit sind. Sätze wie: „Machen Sie es das nächste Mal besser!" sind der Supergau der Kommunikation.

Wenn eine Führungskraft einem Mitarbeiter Anweisungen gibt, dann müssen diese immer das Ziel umfassend umreißen: Was soll am Ende herauskommen? Genauso wichtig wie eine genaue Beschreibung des Ziels ist eine klare Anweisung, wie das Ziel erreicht werden soll. Was genau hat der Mitarbeiter zu erledigen, worauf soll er besonders achten, welche „Tretminen" liegen auf dem Weg, die es zu umgehen gilt. Je komplexer das Ziel und der Weg, desto ausführlicher muss die Beschreibung sein. Mitarbeiter dürfen nie allein gelassen oder allein auf den Weg geschickt werden! Die Verantwortung für das Gelingen von Aufgaben, die der Mitarbeiter umsetzt, trägt die Führungskraft.

4.4.2 Dinge nie „laufen" lassen, sondern immer kommunikativ lenken und begleiten

Wenn Dinge nicht gut laufen – und selten laufen sie direkt umfänglich und dauerhaft so, wie sie sollten – dann ist ein sofortiges Eingreifen erforderlich. Sätze wie: „Ich schaue mir das noch eine Woche an, dann unternehme ich etwas" sind absolut kontraproduktiv. In dieser einen Woche wird sich nichts ändern. Im Gegenteil werden die Dinge nur noch schlimmer. Niemand würde auf die Idee kommen, sich eine Woche lang ein verstopftes Klo anzuschauen, ob die Dinge doch noch besser werden und sich das Rohr vielleicht entscheidet, doch dicker zu werden. Es ist absolut essenziell alles, was nicht so läuft wie gewollt oder benötigt, umgehend anzusprechen. In solchen Gesprächen gilt dann wieder die obige Regel: Klare Zielsetzung und umfassende Wegbeschreibung. Kein Mitarbeiter macht absichtlich Fehler oder will sich außerhalb einer Gruppe stellen. Kommunikative Brücken zwischen Team und „Ausreißer" zu bauen, Korrekturen nicht gewünschten Verhaltens einzuleiten und anzuleiten, sind eine der wichtigsten Aufgaben einer Führungskraft. Hier trennt sich die Spreu vom Weizen.

4.4.3 Empathische, wertschätzende Kommunikation

Neben all den Aspekten ist immer zu berücksichtigen, dass Menschen zu jeder Zeit mit Respekt und Wertschätzung behandelt werden müssen. Beides muss immer die Geisteshaltung sein, in der eine Führungskraft jedem Mitarbeiter begegnet. Es kann nicht oft genug gesagt und geschrieben werden: Führung ist immer der Ausdruck einer inneren Geisteshaltung. Diese Haltung, dieses Selbstverständnis bestimmt das Gesagte und wie es gesagt wird. Deshalb ist jedes Kommunikationstraining nichts wert und vertane Zeit und Geld, wenn die innere Haltung nicht stimmt.

Aus diesem Grund sei noch einmal auf Selbstverständlichkeiten hingewiesen:

- Es wird nie übereinander geredet, sondern nur miteinander.
- Führungskräfte reden direkt mit dem Betroffenen aber nicht mit dem Team über Mitarbeiter!
- Gespräche finden diskret und unter vier Augen statt. Niemand wird vor anderen an den Pranger gestellt. Solche Gespräche werden dem Rest des Teams weder angekündigt, noch deren Verlauf und Ergebnisse mitgeteilt.

4.5 Wissen macht Ah! – Erklären ist wie Tennis

Natürlich ist es in der Hektik des Alltags oft schwierig, Dinge immer und immer wieder erklären zu müssen. Dennoch sollte man Fragen immer als eine Chance begreifen, Menschen und Dinge besser machen zu können. Allerdings gibt es drei große Hindernisse, die jeder Führungskraft beim Erklären im Weg stehen: Das viele Fachwissen, wenig Zeit und Schwierigkeiten und eine unzureichende Bespannung des „Schlägers" (was es damit auf sich hat, folgt umgehend).

Albert Einstein hat einmal gesagt: „Jeder intelligente Narr kann Dinge größer und komplexer machen. Es braucht ein Stück Genialität – und jede Menge Mut – sich in die entgegengesetzte Richtung zu bewegen." Mit anderen Worten: Der einfachen Erklärung steht der Fluch des vielen Wissens entgehen.

Erklären, ist wie ein Tennisspiel. Der Erklärende und sein Gegenüber haben Schläger, die allerdings unterschiedlich bespannt sind. Je mehr die Beteiligten über ein Thema wissen, desto enger sind die Saiten des Schlägers bespannt und man kann sich sehr gut „die Bälle" gegenseitig zuspielen. Die Saiten des imaginären Schlägers sind die neuronalen Stränge, an die die gesendeten Informationen andocken und damit verstanden und verarbeitet werden können. Solche Informationen bilden dann wiederum neue Saiten aus und so wird der Schläger nach und nach immer effektiver.

Fehlt einem Beteiligten das wichtige Wissen, saust das Gesagte zwischen den Saiten hindurch und kann nicht hängen bleiben. Will man also effektiv erklären, ist es essenziell, dass der Erklärende Saiten findet, an denen er die Erklärungen anknüpfen kann. Merkt man, dass der Schläger keine Saiten hat, müssen diese erst gezogen werden. Das bedeutet, dass der Erklärende erst grundlegende Informationen bereitstellen muss.

4.5.1 Wenn das Wissen im Weg ist

Hat man solche Saiten gefunden, gibt es noch andere Stolpersteine, die eine effektive Vermittlung von Wissen schwierig machen können.

Paradoxerweise steht bei Führungskräften nicht selten gerade ihr umfangreiches Wissen einer effektiven Erklärung im Weg. Für eine gut informierte Person ist es oft „klar", wie die Dinge liegen. Dies führt dann in nicht seltenen Fällen zu folgenden zwei Situationen: Auf der einen Seite gibt es die, die mit einer kurzen Antwort mehr neue Fragen aufwerfen, als sie beantwortet haben. Dies geschieht nicht aus Desinteresse oder Schnodderigkeit, sondern weil dem Erklärenden die Dinge so selbstverständlich sind. Dem Fragenden fehlen aber nicht selten wichtige Basisinformationen. Um das obige Bild des Tennisspiels aufzugreifen, flog der Ball (die Information) gerade durch einen vollständig unbespannten Schläger.

Auf der anderen Seite gibt es diejenigen, die so ausufernd antworten, dass der Fragende am Ende die Frage vergessen und von der Informationsflut hinweggeschwemmt wurde. Das ist ungefähr so, um im Bild zu bleiben, als wenn eine Ballmaschine zehn oder zwanzig Bälle auf sie abfeuert.

4.5.2 In die Schuhe der anderen schlüpfen

Wichtig ist für eine Führungskraft, sich immer wieder in die Situation des Mitarbeiters zu versetzen, d. h. sich seinen aktuellen Informations- und Wissensstand zu vergegenwärtigen und an diesen Status quo anzuknüpfen. Auch hier sollte im Zweifel nachgefragt werden, um nicht „ins Leere" zu erklären. Je weniger Vorwissen vorhanden ist, desto mehr Zeit muss man für Fragen und Hintergrundinformation einräumen, um den Schläger des Mitarbeiters so zu bespannen, dass die Informationen zurückgespielt werden können.

4.5.3 „Information overkill"

Je komplexer und je weiter der zu erklärende Sachverhalt von der täglichen Praxis entfernt ist, desto mehr muss darauf geachtet werden, dass die Mitarbeiter von Informationen nicht erschlagen werden. Wie viel Neues und in welchem Komplexitätsgrad das Team Informationen aufnehmen kann, muss jede Führungskraft selbst wissen oder es herausfinden. Jedenfalls sollten Erklärungen immer in verdaulichen „Happen" verabreicht werden. Ansonsten wundert man sich, dass nichts hängenbleibt und man Dinge immer und immer wieder sagen muss.

Hierbei hilft folgender Trick. Das menschliche Gehirn möchte geführt werden. Stehen umfangreichere Ausführungen an macht es Sinn, im Vorfeld den Mitarbeitern einen „Fahrplan" mitzuteilen. Dabei geht man am besten wie folgt vor:

1. Das Thema in einem kurzen Hauptsatz umreißen: „Ich möchte euch über die bevorstehende Hygieneprüfung informieren".
2. Geben Sie die genaue Zeit vor, die sie benötigen: „Ich brauche hierfür 7 min Zeit." (Bemühen Sie sich, hier genau zu sein. Je präziser die Angabe, desto höher ist die Aufmerksamkeit. Das Gehirn stellt sich nämlich genau auf diesen Zeitraum ein. Wird der angekündigte Zeitraum überschritten, werden die Zuhörer nervös. Geben sie keine Hinweise, sind die Zuhörer von Anfang an nervös.)
3. Gliedern sie nun ihre Ansprache in maximal drei Topics: „Als erstes gebe ich euch die Termine und die Beteiligten bekannt. Als Zweites möchte ich mit euch die notwendigen Maßnahmen besprechen und als dritten Punkt könnt ihr noch Fragen zu allen offenen Punkten stellen.
4. Geben Sie nun die Regeln vor: „Bitte lasst mich zuerst alles erklären und stellt die Fragen erst zum Schluss."
5. Arbeiten Sie nun die Punkte ab. Beenden Sie das Gespräch mit einer oder, wenn nötig, mehreren Fragen zum Verständnis und geben Sie ggf. noch Anweisungen, was unmittelbar zu erledigen ist.

Literatur

Birkenbihl, Vera: Kommunikationstraining: Zwischenmenschliche Beziehungen erfolgreich gestalten, München, 2013

Schulz von Thun, Friedemann: Miteinander reden. Band 1: Störungen und Klärungen. Psychologie der zwischenmenschlichen Kommunikation. Reinbek 1981

Das Team ist alles 5

Zusammenfassung

In der Pflege kommt es auf das Team an; funktioniert es, kann die Arbeit in der Regel erledigt werden, gibt es Störungen, geht am Ende nichts mehr. In diesem Kapitel werden die grundlegenden Faktoren für das Gelingen und das Scheitern von Teams erörtert. Dabei wird nicht nur die Faktoren, die ein Team zerstören, eingegangen (Lästern, Mobbing und destruktives Gerede hinter dem Rücken anderer) sondern auch darauf, wie ein Team funktioniert und was eine Führungskraft hierfür tun kann.

5.1 Team ist Training – Wie schafft man ein gutes Team?

Wenn ein Trainer eine Mannschaft übernimmt, dann hat er – soweit er ein guter Trainer ist – ein genaues Bild davon im Kopf, wie sein Team spielen soll. Er kennt seine Spieler, welche Stärken und Schwächen sie haben und auf welcher Position sie ihre Fähigkeiten am besten zur Entfaltung bringen können. Er hat seine Strategie im Kopf – weiß welche Laufwege und welches Stellungsspiel auf sein Team passt. Jetzt muss im Training alles eingeübt und zum Automatismus werden. Die Spieler müssen sich blind auf dem Platz verstehen. Um diesen Grad an Perfektion und Vertrauen zu erreichen, übt die Mannschaft jeden Tag, Stunde um Stunde.

Ähnliches gilt auch für ein Orchester und seinen Dirigenten. Auch in diesem Fall setzt der Maestro seine Ideen in langen Proben Stück für Stück um.

Erst recht gilt all das Gesagte auch für jedes andere Team: Team ist Training. Obwohl es jedem klar ist, dass eine Gruppe erst zusammenwachsen muss und dass dieses Zusammenwachsen einer ordnenden Hand bedarf, scheint man dies im Arbeitsleben zu negieren. Vielleicht findet ab und an ein eintägiger „Teambuildingtag" statt, an dem man sich rücklings in die Arme seiner Kollegen fallen lässt oder andere lustige Spiele veranstaltet. Mit wirklicher Teambildung hat das allerdings nichts zu tun. Das ist so, als wenn man von einem Fußballclub erwartet, nach einem Trainingstag die Championsleague zu gewinnen – absolut illusorisch. Um ein Team zu formen, muss man ein ganz klares Bild vom Ziel und der Umsetzung vor Augen haben, beides klar kommunizieren und vor allem trainieren – Tag für Tag! Ein einmaliges Training nutzt nichts! Es ist allein die tägliche Übung, das bewusste Umsetzen der kommunizierten Umsetzungsanweisungen, die zum Erfolg führen. Letzteres – das tägliche Training – wird im Arbeitsalltag sträflich vernachlässigt. Tatsache ist, dass sich das Team natürlich auch ohne wirkliche Anleitung formt – genau, wie elf Jungs auch irgendwie Fußball spielen und ein Orchester irgendwelche Laute formt. Ob am Ende das herauskommt, was man will, ist allerdings mehr als fraglich.

Auch in der Pflege folgt die Teambildung denselben Regeln wie beim Fußball, dem Orchester, Chor oder jeder anderen Mannschaft. Jede Führungskraft, ganz gleich, ob Geschäftsführer oder Stationsleitung, muss sich über die Ziele und Aufgaben im Klaren sein, den Weg dahin vor Augen haben und diesen klar kommunizieren können. Wie der Weg gegangen wird, ist dann tägliches Training.

Für jede Führungskraft klingt all das vielleicht weit hergeholt und immer wieder hört man Sätze wie: „Wie soll man sich denn die Zeit dafür nehmen, wir haben doch noch nicht mal Zeit dafür, die tägliche Arbeit zu erledigen.", „Das ist doch gar nicht meine Aufgabe, mir über sowas Gedanken zu machen." Oder „Wenn ich mir darüber auch noch Gedanken machen würde, käme ich nicht dazu, meine eigentliche Arbeit zu erledigen." All dies sind die Argumente eines Menschen, der mit einem kaputten Eimer immer wieder Wasser holt. Und weil der Eimer leckt, muss er immer und immer wieder gehen. Und da das Loch immer größer wird, wird der Aufwand auf Dauer immer größer. Die Zeit, die man einmal in eine ordentliche Lösung investiert, bekommt man sehr schnell wieder eingespielt.

Bei der Umsetzung einer funktionierenden Teambildung hat sich folgender drei-Punkte-Plan als besonders hilfreich erwiesen.

1. **Aufgaben und Ziele**
   Welche Aufgaben müssen erledigt, welche Ziele als Team erreicht werden?
   Die Aufgaben können kurzfristiger oder langfristiger Natur sein, wie z. B. die Überbrückung eines Personalengpasses oder langfristig die Optimierung der Stationsabläufe und das Etablieren einer individuellen Einsatzplanung.

2. **Vision von der optimalen Lösung**
   Wie können die definierten Ziele und Aufgaben effektiv und effizient erreicht und erledigt werden?
   Die Vision von der optimalen Lösung darf auf keinen Fall abstrakt bleiben. Sie muss sehr konkret sein. Der diffuse Wunsch einer rosa Wolke bringt rein gar nichts. Dennoch muss an dieser Stelle kreativ und völlig frei von bestehenden Abläufen alles auf den Prüfstand gestellt und neu gedacht werden. Gibt es jetzt schon Probleme, kann der Status quo keine Lösung sein. Es müssen also neue Wege gegangen werden.

3. **Strategien**
Organisationsstrategie
Im nächsten Schritt müssen die Organisationsstrukturen auf den Prüfstand gestellt werden. Welche organisatorischen Maßnahmen müssen neu eingeleitet, welche alten Zöpfe müssen abgeschnitten werden? Auch hier darf es keine „heiligen Kühe" geben, die nicht geschlachtet werden könnten.
Wichtige Fragen:

- Wie können diese Aufgaben von wem erledigt werden und welche organisatorischen Strukturen wären hierfür ideal?
- Welche organisatorischen Strukturen zur Umsetzung der Ideallösung sind schon vorhanden, welche müssen noch etabliert werden, wo müssen Alternativen her?
- Welche Strukturen bedürfen der Abstimmung mit einem Vorgesetzten, welche können eigenständig eingeführt werden?
- Wie werden diese Strukturen aufgebaut; von wem in welchem Zeitraum umgesetzt?

Mitarbeiterstrategie
Auch wenn man an der Anzahl der Mitarbeiter selten etwas ändern kann, ist es dennoch wichtig, dass man sich über die optimale Anzahl von Mitarbeitern und die notwendige Anzahl von Kräften Gedanken macht. Eine genaue Vorstellung von der Mindest- und Optimalzahl der zur Verfügung stehenden Kräfte lässt auch in schwierigen Situationen einen optimalen Schutz der Mitarbeiter vor Überlastung zu und gibt einem eine sichere Grundlage zur Argumentation gegenüber der nächsten Ebene bei der Verteilung von neuen Projekten auf Aufgaben.
Wichtige Fragen:

- Wie viele Mitarbeiter mit welchen Kompetenzen sind für die optimale Lösung notwendig, wie viele sind für die Umsetzung der Aufgaben und das Erreichen der Ziele mindestens notwendig?
- Welche Kompetenzen sind bereits vorhanden und welche müssen noch wie aufgebaut werden?
- Wie werden die Kompetenzen von wem in welchem Zeitraum an die Mitarbeiter vermittelt?
- Wie werden Ziele definiert?

Kommunikationsstrategie
Wie wichtig eine professionelle Kommunikation ist, dürfte spätestens nach der Lektüre des vierten Kapitels klar sein. Ein Trainer, der seinen Spielern nicht vermitteln kann, wie sie spielen sollen, der, mit anderen Worten den Draht zur Mannschaft verloren hat, kann keinen Erfolg haben. Dasselbe gilt auch für jede Führungskraft.
Wichtige Frage:

- Wie können die angestrebten Ziele, Aufgaben und vor allem die Vorstellung von der optimalen Lösung sowie die Umsetzungsstrategien bestmöglich an die Mitarbeiter kommuniziert werden?

Optimierungs- und Anpassungsstrategie
Ziele und Aufgaben ändern sich (ständig) und so müssen Strategien immer wieder angepasst und neu kommuniziert werden.

5.2 Der Teamkiller Nr. 1 – Umgehen mit Mobbing und schlechtem Reden übereinander

5.2.1 „Man wird sich doch wohl mal Luft machen dürfen!"

Es ist nicht der Stress, der Menschen und Teams zerstört, sondern die Art, wie wir gelernt bzw. nicht gelernt haben mit ihm umzugehen. Im konzeptionellen Umgang mit solchen Situationen, d. h. wie man persönlich und im Team außergewöhnliche Belastungen bewältigt, zeigt sich eine echte Führungskraft – hier trennt sich die Spreu vom Weizen.

Teams zerstören sich in der Regel von innen heraus. Schuld hierfür ist ein destruktiver Umgang, der oft von einzelnen ausgeht und sich wie ein Krebsgeschwür auf den Rest der Gruppe überträgt. Dieser Prozess ist schleichend. Zuerst wird nur einmal geschimpft, „weil die Kollegin wirklich zu blöd ist", dann redet man täglich schlecht über diese und andere Kollegen, Ärzte, die Geschäftsleitung und Patienten. Einmal etabliert, ist es schwer, das automatische Lästern wieder abzustellen. Jeder in der Gruppe überschlägt sich, die nächst Hiobsbotschaft zu kreieren. Am Ende triggert jedes Mitglied im Team jedes noch so kleine, subjektiv empfundene Fehlverhalten von innerhalb und außerhalb der Gruppe und jeder fühlt sich genötigt, dies auch der Allgemeinheit kundzutun.

Auch wenn es situativ „befreiend" scheint sich aufzuregen (was es tatsächlich nicht ist) und alles herauszulassen – so zerstörerisch ist es, wenn dieses Verhalten zur Regel wird. Wer sich ewig beschwert und aufregt, häuft noch mehr Frustration an, weil er sich eine Opferrolle antrainiert. Diese selbstgewählte Verliererrolle versetzt die Psyche in einen ständigen Alarmzustand. Die Folge ist, dass ständig Stresshormone ausgeschüttet werden, die das aggressive Verhalten noch verstärken. Je öfter dieses Verhalten trainiert wird, d. h. je öfter gehetzt und gelästert wird, desto selbstverständlicher reagiert der Körper und gießt so noch weiter „Öl" in Form von Stresshormonen ins Feuer der Emotionen. Am Ende wird jede Situation als nervig und mit einem dauernden Gefühl der Hilflosigkeit verbunden. Von diesem „Horrortrip" kommt ein Team und jeder Einzelne nur mit großer Anstrengung wieder runter. Hat man einmal ein solches Verhalten verinnerlicht, geht man schon mit Magenschmerzen und gestresst zur Arbeit, die Negativspirale dreht sich immer schneller immer mehr äußere Reize fangen an, einen zu triggern, ein aggressives, verängstigtes Verhalten an den Tag zu legen.

Dass Mitarbeiter genug Anlass für diese Trigger haben, belegt eine Studie des Neuropsychiatrischen Zentrums Hamburg (NPZ) (Swirski 2019), die die psychischen

Belastungen in der Pflege genauer unter die Lupe genommen hat. Pflegekräfte berichten von mangelnder Krankheitsüberbrückung, unzureichenden Pausen. Hinzu kommen seelische Ausnahmezustände wie die ständige Konfrontation mit Krankheit, Tod, Trauer und Angst. Hinzu kommen Zeitdruck, fehlende Pausen, kurzfristiges Einspringen, Konflikte mit Angehörigen. Unreflektiertes, z. B. als unwirsch oder unhöflich empfundenes Handeln führt schnell zu Missverständnissen, Aggression, manchmal Angst; nicht selten wird das Verhalten der Kollegen als Mobbing empfunden. Mobbing und Diskriminierung – egal ob objektiv vorhanden oder „nur" subjektiv empfunden – sind die Resultate eines fehlerhaften Umgangs jedes Einzelnen mit Stress, eines fehlenden Korrektivs durch das Team und dem Fehlen von verantwortlicher Führung.

Die Zahlen der Studie sind alarmierend: mehr als ein Drittel der Befragten klagt über Unstimmigkeiten innerhalb des Teams bis hin zu Mobbing. Ein Viertel der Befragten spricht dabei sogar von echter Diskriminierung. Rund 50 % der befragten Pflegekräfte beklagen, dass sie kein persönliches und angemessenes Feedback vonseiten ihres Chefs erhalten.

5.2.2 Verantwortlichkeiten – Der Fisch stinkt immer vom Kopf

An dieser Stelle muss eines ausdrücklich klargestellt werden: Verantwortlich dafür, wie das Team miteinander umgeht, ist immer die Führungskraft – nicht die bösen Patienten, die nervigen Ärzte oder Angehörige. Der Fisch stinkt immer vom Kopf. Keine Führungskraft kann sich für schlechten Umgang innerhalb des Teams oder gar Mobbing exkulpieren. Jede Führungskraft muss sich über den tatsächlichen Umgang, den die Teammitglieder untereinander pflegen, jederzeit im Klaren sein und rechtzeitig die Weichen stellen. Sie darf auf keinen Fall die Augen vor Unstimmigkeiten oder Fehlentwicklungen verschließen. Diese Herausforderung zu meistern, ist eine der zentralen Führungsaufgaben.

Eine Führungskraft ist der Hauptentscheider für die Strukturen der in der Gruppe bestehenden Beziehungsebenen (Vgl. Aichinger m.w.N. 2016). Ebenso steht und fällt die Innovationskraft und Veränderungsbereitschaft einer Gruppe mit ihrer Führungskraft (Aichinger ebd. m.w.N.).

5.2.3 Warum wir so ticken… Die Gründe für destruktives Verhalten

Destruktives Verhalten, wie oben beschrieben, ist vor allem der antrainierte und teilweise genetisch bedingte Reflex auf Stresssituationen.

Stresssituationen in einer Gruppe entstehen:

- Wenn sich einer oder mehrere in einer Opferrolle oder „klein" fühlen,
- Wenn das Verhalten eines oder mehrerer Gruppenmitglieder von dem erwarteten und sozial üblichen Verhalten abweicht,

- Wenn eine schwere Verhaltensauffälligkeit eines oder mehrerer Gruppenmitglieder vorhanden ist (z. B. Soziopath, Narzisst, etc.).

Destruktives Verhalten zeigt sich:

- Durch Lästern übereinander,
- Durch ständiges Schimpfen und Unmutsbekundungen,
- Durch Fehlstunden,
- Durch schlechte Arbeitsleistungen.

Ein solches destruktives Verhalten ist teilweise genetisch bedingt. Gerät der Mensch in Stress, setzt zunächst unsere Ratio, dann unser limbisches System aus, und wir reagieren mit einem Angriffs- oder Fluchtreflex, der über unser Stammhirn gesteuert wird. Dieser Reflex ist Teil der Überlebensstrategie und eine archaische Reaktion auf ursprünglich tödliche Bedrohungen. Diese Reflexe, also Angriff oder Flucht waren notwendig zum Arterhalt. Noch heute reagieren Menschen in extremen Situationen mit solchen Reflexen: Mal „fliegen die Fäuste" (Angriff), mal rennen wir, die Tür hinter uns zuschlagend, aus dem Raum (Flucht). Menschen, die sich vollständig in die Ecke gedrängt fühlen, werden in der Regel handgreiflich oder fliehen, da sie keine andere Möglichkeit mehr sehen, sich auf irgendeine andere Art zu verteidigen. Aber auch verbale Ausfälle fallen in diesen Angriffsreflex. Wer sich intellektuell angegriffen oder überfordert fühlt, gleitet schnell auf eine verletzende Ebene ab.

Neben dem genetischen Selbsterhaltungstrieb, dem Angriffs- oder Fluchtreflex des Stammhirns, ist jedoch noch eine weitere Ebene entscheidend – die unserer Sozialisation. Diese Sozialisation, d. h. unsere Erziehung sowie unsere intellektuellen Fähigkeiten, bestimmt, welche tatsächliche Form des Verhaltens der Stammhirnreflex annimmt. Unsere soziale Prägung bestimmt, ob wir neben der Gewalt auch andere Formen der Reaktion entwickelt haben und sie bestimmt auch die Schwelle, bei der unser Stammhirn unser Handeln übernimmt. In diesem Zusammenhang soll ausdrücklich nicht der Begriff der „Erziehung" verwendet werden, denn dieser Aspekt wäre zu kurz gegriffen. Wichtig ist, den Menschen als Ganzes zu betrachten. So gibt es neben der kindlichen Prägung auch viele andere einschneidende Ereignisse im Leben, die einen Menschen auf ganz besondere Weise prägen. Diese Ereignisse bilden dann bestimmte Triggerpunkte, an denen wir eine „besonders dünne Haut" haben und sehr schnell die Contenance verlieren.

5.2.4 Krankhaftes und boshaftes Verhalten

Neben dem „normal-destruktiven" Verhalten gibt es auch Menschen mit psychischen Auffälligkeiten, die ebenfalls destruktiven Charakter haben und Gruppen bzw. Teams sprengen können. Etwa 9 % der Bevölkerung haben eine Persönlichkeitsstörung (Zimmer 2023). Insgesamt gibt es keine klaren Unterschiede in Bezug auf Geschlecht, sozioökonomische Klasse und Rasse. Bei der antisozialen

Persönlichkeitsstörung sind Männer im Verhältnis 3:1 häufiger vertreten als Frauen (ebd.). Insbesondere in den sozialen Netzwerken werden narzisstisches und soziopathisches Verhalten in vielen Beiträgen von echten und noch mehr selbsternannten Experten besprochen (ebd.). Legt man die Masse der Beiträge und die Reaktionen der Community zugrunde, könnte man annehmen, jeder Chef und jeder zweite Mitarbeiter trage narzisstische oder soziopathische Züge. Tatsächlich weisen aber nur rund drei Prozent der männlichen Bevölkerung die Kriterien einer antisozialen Persönlichkeitsstörung auf. Unter Frauen gibt es nicht einmal halb so viele Soziopathen; amerikanische Schätzungen gehen von rund einem Prozent aus. Narzissten sind noch viel seltener. Nur etwa 0,4 % der Weltbevölkerung leiden an einer diagnostizierten krankhaften, narzisstischen Persönlichkeitsstörung (ebd). Mit anderen Worten: In einem Krankenhaus mit 100 Pflegekräften sind im Schnitt eine bis drei Pflegekräfte mit echten soziopathischen Zügen. Die Chance, dass ein echter Narzisst unter den Kollegen ist, ist so gering, dass dies wahrscheinlich nicht der Fall ist.

5.2.5 Wann liegen Persönlichkeitsstörungen vor?

Um Persönlichkeitsstörungen handelt es sich, wenn diese Eigenschaften so ausgeprägt, rigide und unangepasst werden, dass sie die berufliche und zwischenmenschliche Funktionsfähigkeit beeinträchtigen (Zimmer 2023). Diese Störungen verursachen erhebliche Belastungen für die Patienten selber und für die sie umgebenden Kollegen und Freunde. Persönlichkeitsstörungen treten in der Regel in der späten Adoleszenz oder im frühen Erwachsenenalter auf, obwohl manchmal Anzeichen früher (in der Kindheit) erkennbar sind. Die Diagnose einer echten Persönlichkeitsstörung ist äußerst kompliziert und bedarf einer umfangreichen Anamnese. TikTok- und Instagram-Analysen dürfen nie die Grundlage für den Umgang mit Menschen im professionellen und privaten Umfeld sein.

5.2.6 Wie verhindert man destruktives Verhalten?

Den gewünschten Umgang innerhalb eines Teams zu formen, ist tägliche Übung – genau wie das Training einer Fußballmannschaft, den Proben in einem Orchester oder die Übungen bei der Bundeswehr. Eine wichtige Aufgabe der Führungskraft besteht darin, den Ton des Miteinanders zu setzen. Und dieses Training erfolgt nicht in täglichen Lektionen, sondern in der Art und Weise, wie die Führungskraft selbst agiert. Präventives Verhalten bedeutet bewusstes Vorleben des gewünschten Verhaltens. Dies gilt zum einen für den „normalen" Umgang, d. h. die tägliche Routinearbeit. Ganz besonders gilt dies aber für die außergewöhnlichen Situationen. Hierzu zählen Notfallsituationen, Unterbesetzung, Tod von Patienten, akute Meinungsverschiedenheiten und Streitigkeiten innerhalb des Teams, mit Ärzten, Patienten oder Angehörigen.

Für jeden im Team müssen nicht nur die fachlichen Abläufe ganz selbstverständlich sein, sondern die Art und Weise, wie im Team miteinander gesprochen wird und welche Tabus es gibt. Man kann es nicht oft genug wiederholen: die Art und Weise, wie wir reden, bestimmt die Art und Weise, was und wie wir denken. Die Art und Weise, wie wir denken, bestimmt unsere Persönlichkeit. In diesem Zusammenhang zeigt sich auch die große Relevanz der Kommunikationsstärke in einer solchen Position. Ein Team, dass sich im Schlamm von Problemen und Selbstmitleid suhlt, wird nie gute Zeiten erleben.

Auslöser von Stress sind immer Situationen, in denen das Gewohnte oder Erwartete von der Realität abweichen. Die Art und Weise, wie mit dem Delta, also der Lücke zwischen Gewohntem und Realität, umgegangen wird, entscheidet nun, ob der Einzelne und das Team in eine leidende Opferrolle und damit in eine Negativspirale geraten.

Wird das Delta immer als „Schicksals- oder Nackenschlag" empfunden, wird nunmehr nur geschimpft und gehadert, wie es auf den meisten Stationen Normalität ist. Das Team und jeder einzelne entwickelt eine Opferrolle, die den subjektiv empfundenen Stress immer größer werden lässt. Im schlimmsten Fall kündigen die Mitarbeiter oder bewerben sich weg.

Außergewöhnliche Situationen wird es immer geben, insbesondere in der Pflege. Entscheidend für einen professionellen Umgang sind zwei Faktoren:

1. Eine konstruktive Kommunikation und
2. Ein lösungsorientiertes Selbstverständnis

5.2.7 „Mia san mia" – lösungsorientiertes Selbstverständnis entwickeln

Die Bayern (der Fußballclub Bayern München) haben es lange Zeit vorgemacht: „Mia san mia" drückt das Selbstverständnis des Teams aus, jede Herausforderung lösen und am Ende als Sieger vom Platz zu gehen – egal wie stark der Gegner ist oder wie widrig die Umstände sind.

Eine solche unbedingte Siegermentalität ist natürlich außergewöhnlich und in der Konsequenz nicht notwendig. Allerdings ist folgendes Mindestselbstverständnis absolut essenziell:

1. Probleme sind dazu da, gelöst und nicht ertragen zu werden.
2. Die Lösung der Probleme liegt im Team; aus diesem Grund gilt es Lösungen und nicht Schuldige zu suchen

Ein solches Selbstverständnis muss eintrainiert und eingeübt werden. Hier muss die Leitung dafür sorgen, dass das Team im Alltag nicht in destruktive Verhaltensmuster abgleitet. Ein konstruktives Selbstverständnis ist keine Sonntagsrede oder Schönwetterparole.

5.2.8 Konstruktive Kommunikation

Eine konstruktive Kommunikation muss antrainiert werden. Dazu gehört am Anfang eine ständige und konsequente Korrektur des Duktus in Gesprächen und Diskussionen. Eine konstruktive Kommunikation zeichnet sich dadurch aus, dass Fehler und Missstände nur im Zusammenhang mit einer Lösung vorgebracht werden – nie mit Schuldigen.

Des Weiteren muss sich das Team auferlegen, dass Lästern oder Schimpfen im Dienst nichts verloren hat. Das Team vereinbart außerdem, Unklarheiten, Missverständnisse und Gerüchte UMGEHEND, d. h. innerhalb von 24 anzusprechen und aus dem Weg zu räumen. Wichtig ist auch, dass man einen Automatismus vereinbart, wie im Fall eines Streites im Team oder mit Dritten umgegangen wird.

Zusammengefasst sind also folgende Maßnahmen zu planen und umzusetzen:

1. Kommunikation und Festlegung von Umgangsregeln im Team und mit Dritten sowie deren konsequente Durchsetzung
2. Tägliche Klärung von Fragen, Missverständnissen, Gerüchten
3. Festlegung, wie kommunizierte Probleme angegangen und gelöst werden, z. B. ein Problemlösungsbrett

5.2.9 Wie korrigiert man destruktives Verhalten?

Wie aber geht man damit um, wenn es schon seit einiger Zeit in der Gruppe „eingeübte", destruktive Umgangsformen gibt? Wie können diese effektiv aufgebrochen und ausgetauscht werden?

1. Analyse
   Ein konstruktiver Umgang ist immer das Ergebnis einer klaren und konkreten Vorstellung davon, wie der Umgang zwischen den Kollegen optimal verlaufen soll, d. h. wie sollen Kollegen vor allem in Stresssituation miteinander umgehen? Hier muss die Führungskraft ein wenig Zeit und Gedanken investieren. Eine Vision ist kein Traum von einer konfliktfreien und schönen Welt. Es geht nicht darum, die Konflikte zu vermeiden (dies wäre keine Vision, sondern eine Utopie), sondern die Grundlage für ein Konzept zu legen, wie sich ein Team in schwierigen Situationen verhält. Je stärker der destruktive Umgang bereits gefestigter Alltag ist, desto eher helfen zu Beginn klar vorgeschriebene Verhaltensmuster. Aggression und Stress müssen umgelenkt werden. Ein Sandsack im Schwesternzimmer kann z. B. eine solche Umlenkung sein. Die antrainierte Aggression wird nun auf einen Gegenstand gelenkt, nicht mehr auf das Team oder eine Person.
2. Kommunikation
   Die schönste Vorstellung nutzt nichts, wenn sie nicht in den Köpfen der Mitarbeiter ist und langsam zum Selbstverständnis der Gruppe wird. Also muss

klar kommuniziert werden, was gewünscht ist. Klare Kommunikation heißt z. B.: „Gibt es ein Problem, wird dieses umgehend, spätestens in der Übergabe mit einem Lösungsvorschlag angesprochen. Die Führungskraft wird, wenn es zu dem Problem keine sofortige Lösung gibt, zumindest eine Übergangslösung bereitstellen. Wichtig ist, dass sich im Team der Automatismus einspielt, Probleme werden gelöst und die Lösung haben wir in der Hand.

3. Tägliches Training
Eine Verhaltensänderung und der Aufbau eines neuen Selbstverständnisses passieren nicht von heute auf morgen; es ist ein langer Weg, der Konsequenz und Geduld bedarf. Immer und immer wieder muss korrigiert und vorgelebt werden. Wer denkt, dass man eingeübte Strukturen von einem Tag zum anderen mit einer einzigen Ansprache ändern kann, der wird Schiffbruch erleiden. Ein Team zu formen ist ein Marathon. Vor allem muss die Führungskraft das gewünschte Verhalten selbst vorleben. Hier liegt der Schlüssel des Trainings und am Ende auch des Erfolges. Die gute Nachricht ist: Einmal etabliert, schafft das neue Selbstverständnis eine Resilienz gegen destruktive Angriffe von außen und innen.

5.3 Das magische Tripple – Dankbarkeit, Wertschätzung und Respekt!

5.3.1 Die Basis für ein gutes Miteinander

Die Basis für gutes Miteinander sind Wertschätzung, Dankbarkeit und Respekt. Alle drei Aspekte sind Ausdruck einer inneren Haltung: einem Selbstverständnis. Über das Selbstverständnis einer Führungskraft wurde bereits in den vorigen Kapiteln vertieft eingegangen. Und wieder einmal zeigt sich die zentrale Bedeutung der Geisteshaltung einer Führungskraft für ein gesundes Miteinander im Team. Ist eine solche innere Haltung vorhanden, ist das Gleis in die richtige Richtung gelegt. Fehlt es, so ist es so gut wie unmöglich, dass eine Führungskraft – trotz ihres Amtes – Erfolg haben wird. Wes Geistes Kind ein Mensch ist, zeigt sich immer im Umgang mit anderen Menschen. Spätestens in schwierigen Situationen wird jedem Schauspieler die Maske vom Gesicht gerissen. Weder echte Dankbarkeit noch Wertschätzung oder Respekt können gespielt oder geheuchelt werden.

5.3.2 Wie wichtig ist Respekt am Arbeitsplatz?

Von den drei genannten Aspekten rangiert „Respekt" und ein „respektvoller Umgang" bei Mitarbeitern immer ganz oben auf der Wunschliste für einen guten Arbeitsplatz. Dass Respekt allerdings nicht wie gewünscht gelebt wird, zeigen zwei Studien (N1 = 589, N2 = 318) eines Kooperationsprojekts zwischen der

RespectResearchGroup und der LMU München (Quaquebeke et al., 2009). Je stärker der Respekt im Unternehmen gelebt wird, desto stärker identifizieren sich die Arbeitnehmer mit dem Unternehmen und desto zufriedener waren die Mitarbeiter mit ihrer Arbeit (ebd).

5.3.3 Was heißt respektvoll führen konkret?

Was aber bedeutet ganz konkret respektvolles Führen in der Praxis. Hierzu wurde in einer Studie (N3 = 426) ein umfassendes Handlungsinventar respektvollen Führungsverhaltens erstellt und darauf aufbauend ein ökonomisches Messinstrument respektvoller Führung in Organisationen entwickelt (Studie N4 = 228) sowie in einer weiteren Studie (N5 = 412) validiert. Es konnte gezeigt werden, dass Mitarbeiter, die von ihren Führungskräften respektiert werden, offener sind für deren Einfluss, sich als selbstbestimmter erleben und zufriedener mit ihrer Arbeit sind (van Quaquebeke & Eckloff 2010). Mithilfe des Messinstrumentes für respektvolle Führung konnte gezeigt werden, dass respektvoller Umgang dazu führt, dass Mitarbeiter sich gegenüber dem Einfluss ihrer Führungskräfte öffnen und Identifikationsprozesse sich verstärken. Die Annahmen dieses Modells konnten in drei Studien (N6 = 496, N7 = 700, N8 = 244) bestätigt werden (Eckloff & Quaquebeke van 2008).

5.3.4 Wertschätzung – immer wieder Wertschätzung

Über Wertschätzung und wertschätzendes Verhalten ist schon viel gesagt worden und muss hier nicht wiederholt werden. Auf einen Punkt soll allerdings in diesem Zusammenhang noch einmal eingegangen werden: die individuelle Wahrnehmung. Jeder einzelne Mensch will in seiner Individualität wahrgenommen und mit seinen individuellen Prägungen und Mustern von Kollegen und der Führungskraft erkannt werden. Wertschätzung beginnt damit, dem Mitarbeiter das Gefühl zu geben, dass er grundsätzlich als Person so o.k. ist, wie er ist.

Wichtig ist, dass die Wahrnehmung der individuellen Prägungen des Mitarbeiters Voraussetzung dafür ist, diesen entsprechend seinen Stärken einzusetzen und zu fördern und in seiner Entwicklung unterstützen. Wertschätzender Umgang bedeutet, den Wert eines Menschen zu erkennen und die dem Gegenüber auch deutlich machen.

Das bedeutet natürlich nicht, dass kritische Themen tabu sind. Ausdruck eines wertschätzenden Umgangs ist, dass sich Kritik nie auf die Person, sondern immer nur auf einen konkreten Umstand bezieht. Die Person darf nie Zielscheibe von negativen Äußerungen sein.

5.3.5 Für was soll ich denn dankbar sein? – Der unbekannte Selbstwertbooster

Nicht nur Führungskräfte, die meisten Menschen haben verlernt, dankbar zu sein. In meiner Zeit als Dozent habe ich oft die Frage gestellt, wofür denn die anwesenden Schülerinnen und Schüler wirklich dankbar sind. Das ernüchternde Ergebnis war, dass den Wenigsten irgendetwas einfiel, für das sie Dankbarkeit empfanden. Es scheint, als ob wir all das, was uns gegeben ist, als selbstverständlich erachten. Ging es jedoch darum, über was man sich alles aufregen könne, nahm die Liste kein Ende. Dieser kleine Versuch, den ich in vielen verschiedenen Pflegeschulen unternommen habe, kam immer wieder zu demselben Ergebnis. Es zeigt, dass unser ganzer Fokus auf das gerichtet ist, was nicht gut läuft. Das eigene Leben und unser Umfeld werden ständig nach Fehlern und enttäuschten Erwartungen abgescannt. Unser Leben ist bestimmt durch eine ständige unbewusst ablaufende Suche nach Enttäuschungen und Störgefühlen. Diese seit der Kindheit manifestierte Denkweise hat sich tief in das Unterbewusstsein gebrannt. Je stärker diese „Selbstverständlichkeit" in einem Kopf verankert ist, desto unzufriedener ist der Mensch, desto mehr Enttäuschungen und Scheitern hat er erlebt – und zwar deshalb, weil er darauf fixiert ist. Es ist erstaunlich, wie „schlecht" es Menschen geht, die keinen Krieg erleben müssen, ein festes Einkommen haben, sich nicht darum sorgen müssen, wie sie jeden Tag überleben, weil ihnen schlicht die Nahrung fehlt oder ein Dach über dem Kopf, die sehen, laufen, sprechen und hören können, Zugang zu Bildung, Kultur haben und in Freiheit und Recht leben.

Es gibt tausend Dinge, wofür man dankbar sein kann. Und Dankbarkeit hat, das zeigen wissenschaftliche Studien (AOK 2021), einen extrem positiven Effekt auf die Psyche. Dankbare Menschen sind zufriedener, ausgeglichener und weniger anfällig für Stress. Dieses ausgeglichene Wesen wirkt sich dann auch mittelbar auf die körperliche Gesundheit aus: insbesondere auf das Herz-Kreislauf-System. Sich jeden Morgen oder jeden Abend 10 Dinge zu vergegenwärtigen, für die man dankbar ist, hilft Stress abzubauen und vor allem Respekt und Wertschätzung für Menschen und Dinge in seinem Innersten zu manifestieren. Dankbarkeit ist einfach zu üben und trotzdem äußerst effektiv, um ausgeglichener, zufriedener und resilienter für Stress zu werden und vor allem Selbstwert aufzubauen und zu stärken.

Durch praktizierte Dankbarkeit verschiebt sich die Wahrnehmung von der Suche nach Defiziten hin zur Bestätigung des Positiven. Eigene Erfolge und auch Erfolge von Mitarbeitern werden in das Rampenlicht gerückt, wahrgenommen und verstärken das Selbstwertgefühl jedes einzelnen in der Gruppe. Wer dankbar ist und Dankbarkeit anderen zeigt, steigert die Zufriedenheit und das Glück jedes Einzelnen und des Teams als Ganzem.

Michael Craig Miller, (M.D.), Mitglied des Editorial Advisory Board, Harvard Health Publishing und ehemaliger Chefredakteur des Harvard Mental Health Letter berichtet in einem Beitrag (Miller 2012)) von einer Studie der Psychologen Robert A. Emmons von der University of California, Davis, und Michael E. McCullough von der University of Miami (die einen Großteil der Forschung über Dankbarkeit durchgeführt haben). Die Teilnehmer dieser Studie sollten jede Woche ein paar Sätze schreiben. Eine Gruppe wurde gebeten, über Dinge zu schreiben, für die sie dankbar waren und die während der Woche geschehen waren. Eine zweite Gruppe schrieb über tägliche Irritationen oder Dinge, die ihnen missfallen hatten. Die dritte schrieb über Ereignisse, die sie beeinflusst hatten (ohne Betonung darauf, positiv oder negativ zu sein). Nach 10 Wochen waren diejenigen, die darüber schrieben dankbar zu sein, optimistischer und fühlten sich besser in ihrem Leben. Überraschenderweise hatten sie auch mehr Sport getrieben und hatten weniger Arztbesuche als diejenigen, die sich auf die Ursachen der Verschlimmerung konzentrierten.

Auch wenn es am Anfang vielleicht „lächerlich" erscheint, sich für alles zu bedanken. Die Ergebnisse sind frappierend und sie machen etwas mit einem selbst und anderen. Dankbarkeit für die kleinsten Dinge im Leben gibt dem eigenen Selbstwert und dem der Mitarbeiter einen Schub und schafft eine gesunde Grundlage für ein gutes Team.

5.4 Menschen besser machen – Intelligenz ist lernbar

Die Autorin und Dozentin Vera Birkenbihl hat sich sehr dezidiert mit dem Begriff und dem Umgang mit Intelligenz auseinandergesetzt und unser Verständnis davon auf den Kopf gestellt. Die gute Nachricht ist: Intelligenz ist nicht (nur) eine Sache der Gene und je älter wir werden, desto besser können wir lernen – nicht umgekehrt. Die schlechte ist: es sind unsere eigenen Ängste vor dem Versagen und unsere eigene Falschvorstellung, die uns ausbremsen. Und unsere eigenen Vorstellungen von der Realität – auch wenn sie nachweislich falsch sind.

Der Umgang mit Wissen und die Fähigkeit Probleme zu lösen sind für eine Führungskraft essenziell. Zum einen muss sie ständig neues Wissen aufnehmen und verarbeiten, zum anderen muss sie Wissen an ihre Mitarbeiter weitergeben und immer neue Herausforderungen meistern. Diese kognitive Fähigkeit des Verstehens wird im weitesten Sinne als Intelligenz bezeichnet. Immer wieder wird uns erzählt, dass diese Intelligenz angeboren sei und man eben „schlau" oder „dumm" geboren wird. Selbstverständlich gibt es genetisch bedingte kognitive Einschränkung bis hin zur Debilität. Diese soll aber bei dieser Betrachtung außen vor bleiben. Aber die gute Nachricht direkt vorweg: Intelligenz ist nicht angeboren. sondern erlernbar. Intelligenz, d. h. die Fähigkeit, komplexe Zusammenhänge zu erkennen, einzuordnen und praktische Lösungen für Probleme zu entwickeln, ist eine Sache, die wir uns selbst zu verdanken haben – das gleiche gilt übrigens auch umgekehrt. Wer meint, er sei „ausgelernt" oder dass er jetzt nichts mehr lernen müsse, weil er ja schon ein gewisses Alter erreicht habe, der hat sich dazu entschlossen, dumm zu sein und immer dümmer zu werden. Und wenn wir schon bei Dummheit sind: das Alter ist übrigens die dümmste Ausrede, das Lernen und die Steigerung der Intelligenz einzustellen. Denn mit jedem Jahr und jeder Erfahrung verknüpfen sich mehr und mehr Synapsen, sodass das Lernen immer einfacher fallen müsste. Aber eins nach dem anderen.

5.4.1 Warum Intelligenz nicht (nur) angeboren ist

Frau Birkenbihl (Birkenbihl 2008) bezieht sich bei ihrem Ansatz auf die Arbeiten des Denkmodells des Harvard-Professors Dave Perkins. Perkins geht von einer lernbaren Intelligenz aus. Intelligenz ist insbesondere davon abhängig, wie wir Lernvorgänge angehen und bewältigen. Perkins Modell basiert auf drei Faktoren; Birkenbihl nennt es deshalb „PERKINS 1, 2, 3". Dabei sind zwei der drei Faktoren von jedem selbst zu beeinflussen. Lediglich eine der Stellschrauben für die Intelligenz ist angeboren.

Dieser angeborene Faktor ist die neuronale Geschwindigkeit. Dieser Faktor bestimmt, in welchem Tempo unsere Neuronen feuern. Die Geschwindigkeit ist dafür verantwortlich, ob wir langsam oder schnell „schalten" bzw. Neues lernen. In unserer Schulausbildung, in den Universitäten und auch bei herkömmlichen IQ-Tests spielt dieser Faktor eine wichtige Rolle. Wer schnell „schaltet", dem wird eine hohe Intelligenz unterstellt. Wer länger braucht ist halt ein wenig dumm. Die Realität ist aber eine ganz andere. Viele hochintelligente Menschen benötigen ein wenig länger, um Zusammenhänge zu verstehen und Dinge zu begreifen – Frau Birkenbihl eingeschlossen.

Menschen mit langsamen neuronalen Verbindungen leiden oft an dem Gefühl nicht schlau genug oder gar dumm zu sein. Dies ist eine schwere Hypothek – insbesondere für junge Menschen, deren Selbstwertgefühl schweren Schaden nehmen kann. Oft schleppen Menschen diese Hypothek ihr ganzen Leben lang mit sich herum, ohne wirklich zu erkennen, welches Potenzial in ihnen schlummert. Im besten Fall schaffen es solche Menschen, den Dingen auf den Grund zu gehen; und zwar tiefer und gründlicher, als das die „Schnellschalter" tun. Diese tendieren dazu, über die Dinge hinwegzufliegen, da sie sie vermeintlich in kurzer Zeit durchschaut zu haben scheinen. Dieses funktioniert, das musste ich selbst schmerzlich feststellen, nur bis zum Abitur sehr gut. Am Anfang meines Studiums habe ich mir dann zum ersten Mal in meinem Leben eine blutige Nase geholt. Da ich bei der extrem oberflächlichen Stoffvermittlung in der Schule nie wirkliche Anstrengungen unternehmen musste, mir irgendeinen Stoff wirklich selbst zu erarbeiten, erlitt ich bei meinem Studium die erste Bruchlandung. Langsame, die, wie Albert Einstein einmal sagte, schon immer gezwungen waren, „sich alles Wichtige selbst beibringen zu müssen", zogen locker an mir vorbei, obwohl sie viel langsamer im Kopf waren als ich. Ich begriff, dass ich erst einmal lernen musste, zu lernen.

Leider vermitteln Schulen in der Regel nicht das notwendige Wissen, wie man wirklich lernt. Schulen halten ihre Schüler im besten Fall dazu an, zu pauken – sich also Informationen in den Kopf zu prügeln, um es dann kurzfristig in einer Klausur wieder abrufen zu können. Wirkliches Lernen, d. h. strukturelles Erfassen, Begreifen und Durchdenken der Dinge wird leider so gut wie nicht vermittelt. Vielmehr hinterlässt das Bildungssystem Kinder, Jugendliche und

5.4 Menschen besser machen – Intelligenz ist lernbar

junge Erwachsene mit traumatischen Erlebnissen und einem regelrechten Horror vor Lernen und Bildung. Jeder Mensch, der das deutsche Bildungssystem durchlaufen hat, ohne einen Schaden an Körper und Seele zu nehmen, ist wahrlich eine starke Persönlichkeit. Jeder andere ist aufgerufen, seine Opferrolle aufzugeben und sich die ihm zustehende Intelligenz selbst zu verschaffen.

Welches Tempo ihre Neuronen selbst oder welche Taktung die Mitarbeiter haben, ist schnell herausgefunden und spätestens eine Sache des zweiten Blicks. Nun geht es in den nächsten zwei Schritten nur noch darum, in dem richtigen Tempo die richtigen Rädchen zu drehen. Man muss sich als Führungskraft immer wieder klarmachen, dass die Aufnahmegeschwindigkeit nichts über das Potenzial des Mitarbeiters aussagt. Begreift ein Mitarbeiter das Erklärte nicht direkt und braucht etwas länger, hat dies nichts mit seiner Intelligenz per se zu tun.

5.4.2 Die erste Stellschraube der Intelligenz – Gelerntes, Erfahrungen und Wissen

Bereits in einem vorigen Kapitel wurde das „Tennis"-Modell angesprochen. Dieses Modell soll hier noch einmal vertieft werden. Lernen ist wie Tennis spielen. Jeder hat einen Schläger in der Hand, der mit einer unterschiedlich großen Anzahl von Saiten bespannt ist. Diese Saiten sind neuronale Fäden. Jede Vernetzung unseres Gehirns steht für einen Faden. Informationen können dann verarbeitet werden, wenn sie, im wahrsten Sinne des Wortes, verknüpft, d. h. mit einer bestehenden Information verbunden werden. An manchen Stellen sind in unserem Gehirn die Saiten enger, an manchen Stellen klaffen große Lücken, an anderen aber sind sie eng gesponnen. Erreichen uns nun Informationen – also Impulse von außen – können wir diese erfassen und verarbeiten, wenn wir an der entscheidenden Stelle unseres Schläger Saiten haben. Je engmaschiger unser neuronales Netz ist, desto einfacher können wir uns Dinge merken – je weniger neuronale Vernetzungen vorhanden sind, desto schwieriger wird die Wissensaufnahme empfunden. Es gibt keine unnützen Informationen, denn sie können im schlechtesten Fall als Aufhänger für weitere wichtige Informationen dienen. Und keine Angst – unser Kopf wird niemals voll. Die Möglichkeiten unseres Hirns Informationen zu speichern, übersteigen die Kapazitäten aller bestehenden Computer dieser Welt – zusammengeschaltet.

5.4.3 Die zweite Stellschraube der Intelligenz – die Entscheidung etwas anders zu machen

Die zweite Stellschraube ist die wichtigste. Sie beinhaltet wichtige Entscheidungen, dass man etwas tun muss – im Zweifel vieles anders.

Die erste Entscheidung ist, die Fakten anzuerkennen:

- Das Alter ist kein Hindernis für Lernen – im Gegenteil. Je älter, desto mehr neuronale Vernetzungen haben sich gebildet und das Lernen geht einfacher.
- Die tatsächlichen Hindernisse sind Ängste und Trägheit. Die Angst, zu Versagen und Faulheit lassen uns nach jedem Strohhalm greifen, uns nicht weiterzuentwickeln. (Beliebteste Ausrede: Da bin ich schon zu alt.)
- Lernen ist die Vernetzung von Informationen. Es gibt keine unnützen Informationen oder unnützes Wissen.
- Lernen ist in den seltensten Fällen eine Sache bewussten Tuns, sondern vielmehr die unbewusste Aufnahme von Informationen.

Die zweite Entscheidung ist, die Dinge anders anzugehen:

- Verändern Sie ihre Einstellung zu Neuem. Unser Bildungssystem hat fast jeden von uns dazu gebracht, Wissensaufnahme mit Stress, Versagen und Ängsten zu verbinden und uns diesbezüglich regelrecht traumatisiert. Entdecken Sie wieder das Kind in sich, dass mit Freude die „Sendung mit der Maus" gesehen hat oder immer wieder überlegt hat, warum die Bauklötze mal stehenbleiben und mal umfallen.
- Lassen Sie dumme Ängste vor Neuem und neuen Wegen hinter sich. Nie war es so einfach wie in der heutigen Zeit, seinen eigenen Weg zu gehen. Umgeben Sie sich mit Gleichgesinnten. Wer sich mit 5 Klugen Menschen umgibt, wird der 6 Kluge. Wer sich mit 5 Dummen Menschen umgibt, wird der 6. Suchen Sie die Nähe von Menschen, die sie mitziehen und nicht runterziehen.
- Üben Sie Vernetzung! Denken Sie sich einen Begriff und suchen so viele andere Begrifflichkeiten, wie möglich, die mit diesem Begriff in Verbindung stehen. Machen sie diesen Vorgang zur Normalität in ihrem Gehirn. So wird die Vernetzung von Informationen wieder und wieder trainiert.

Eine Führungskraft sollte den Mitarbeitern vorleben, wie man jeden Tag ein Stückchen besser werden kann. Kein Mensch ist ausgelernt. Neugier, Spaß an Veränderung und die Lust, Neues kennenzulernen, kann erlernt werden und sollte Teil der Teamkultur sein. Die Zukunft hält viele Veränderungen bereit, die eine immer komplexere Welt hervorbringen. Diese Welt hält tausende Chancen für die bereit, die sie mit offenen Armen empfangen. Die, die Veränderungen und Neues nur negativ sehen, ja sogar als Schicksalsschläge begreifen, begeben sich per se in die Opferrolle. Die Welt verändert sich unweigerlich und immer schneller. Ob dies gut ist oder nicht, liegt nur daran, wie unsere Sicht darauf ist. Und das liegt nur an uns.

5.5 Vertrauen zahlt sich aus – Richtig delegieren

Eine wichtige Fähigkeit einer Führungskraft ist das richtige Delegieren. Delegieren bedeutet auf der einen Seite, die zu erledigende Arbeit auf die Mitarbeiter so zu verteilen, dass jeder ausgelastet aber nicht überfordert ist und gleichzeitig die

Möglichkeit hat, sich persönlich und fachlich immer weiterzuentwickeln. Fürsattel ist sich sicher: „Gute Delegation ist (…) der Schlüssel für gute Führung. Wer gut delegiert, bietet seinen Mitarbeitern Motivation, Identifikation, Sinn, Entwicklungsperspektiven und fördert sie nachhaltig." (Fürsattel 2019).

5.5.1 Arbeitsmessis und Delegationsparanoiker

Viele Führungskräfte kleben an den zu erledigenden Aufgaben und können nichts abgeben. Wie Messis horten sie die Arbeit und lassen Dinge lieber unerledigt, als sie auf Mitarbeiter zu verteilen. Die Scheu, Arbeit und Aufgabe zu delegieren, rührt nicht selten von der Angst, sich selbst überflüssig machen zu können. Diese Angst rührt von dem falschen Verständnis her, dass man als Führungskraft alles am besten und am schnellsten erledigen und alles wissen muss. Über dieses grundlegende und fatale Missverständnis einer Führungsrolle wurde bereits am Anfang ausführlich berichtet.

Einer der Gründe, warum Führungskräfte an den Aufgaben kleben, ist die Vorstellung, dass die Aufgaben „besser und schneller" erledigt würden, wenn sie sie selbst erledigen. Dieser „Fachkraftrückfall" ist jedoch fatal. Zum einen ist die Zeit, in der man Aufgaben erledigen kann, begrenzt. Entweder widmet man sich weiter fachlichen Aufgaben, oder man arbeitet als Führungskraft. Beides geht nicht. Hier zeigt sich die verhängnisvolle Praxis, dass viele Fachkräfte ihre Führungsposition gerade deshalb bekommen, weil sie bestimmte Aufgaben besonders gut und gerne gemacht haben. Nun wurden sie davon abgezogen, haben keine Ahnung, wie man führt und kein Verständnis von den wirklichen Aufgaben einer Führungskraft. Wie gerne würden sie noch die fachlichen Arbeiten erledigen, anstatt den Mitarbeitern nach und nach beizubringen, wie sie mit der Zeit die gleiche Perfektion entwickeln können. Aber letzteres wird oft als Gefahr gesehen, dass man sich selbst überflüssig macht.

Tatsächlich besteht eine der wichtigsten Aufgaben einer Führungskraft darin, Aufgaben sinnvoll weiterzugeben, andere Menschen zu befähigen, Aufgaben erfolgreich zu übernehmen. Dies erfordert Vertrauen in die Fähigkeiten des Anderen, den Willen, den Mitarbeiter in die Lage zu versetzen, die Aufgabe erfolgreich zu erledigen und das Selbstverständnis, dass es die nobelste Aufgabe der Führungskraft ist, dass ihre Mitarbeiter fachlich alle besser werden.

5.5.2 Kann man das delegieren? … und wie?

Grundsätzlich kann jede Aufgabe delegiert werden. Allerdings kommt es immer darauf an, sie an die richtige Person zu übergeben, diese in die Lage zu versetzen, alles ordentlich zu erledigen, d. h. Sinn, Ziel, Wichtigkeit und den gewünschten Weg aufzuzeigen. Delegierte Aufgaben können einfache Routinearbeiten oder herausfordernde komplexe Projekte sein, die die Mitarbeiterin oder den Mitarbeiter über seine bisherigen Grenzen hinausträgt und wachsen lässt.

Auf keinen Fall delegiert werden dürfen originäre Führungsaufgaben, wie Entscheidungen darüber, was und wie es getan wird. Kollegen dürfen auch nie über das Wohl und Wehe von Kollegen entscheiden.

Wenn eine Aufgabe delegiert wird, muss der Führungskraft absolut klar sein, wie das gewünschte Ergebnis auszusehen hat, welcher Weg dahin führt, welcher Aufwand notwendig ist und was es bedarf, damit der Mitarbeiter die Aufgabe ordentlich bewältigen kann. Das bloße „Abdrücken" von unliebsamen Dingen hat nichts mit Delegieren zu tun. Hier ist das Scheitern bereits vorprogrammiert.

Folgende sechs Schritte sind also bei jeder Übertragung zu beachten:

- Erster Schritt: Genaue Definition der Aufgabe
  Was soll wie bis wann erledigt werden? Diese drei Fragen muss sich jede Führungskraft als erstes stellen. Je komplexer die übertragene Aufgabe, desto stärker muss der Fokus auf dem „Was" liegen. Erst, wenn wirklich jedes Detail der zu übertragenden Aufgabe wirklich klar ist, kann eine Delegation erfolgen. Schwammige und vage Andeutungen, was zu erledigen ist, führen zwangsläufig zum Scheitern, und erzeugen auf allen Seiten Frust, Ärger und die Angst beim Mitarbeiter, weitere Aufgaben zu übernehmen.
- Zweiter Schritt: Genaue Definition des Ziels
  Mit derselben Klarheit, wie die Aufgabe als solche definiert wurde, muss das Ziel der Arbeit klar sein. Nur wenn das Ziel ausdrücklich und unmissverständlich geklärt ist, weiß der Mitarbeiter, wohin er steuern muss, und kann auch ggf. selbständig Umwege auf seinem Weg zum Ziel selbst steuern. Wer das Ziel seiner Aufgabe nicht weiß, der lässt mit Sicherheit wichtige Informationen oder Möglichkeiten auf seinem Weg liegen, die eine wesentliche Verbesserung der Arbeit dargestellt hätten.
- Dritter Schritt: Genaue Definition des Sinns und der Wichtigkeit der Aufgabe
  Sinn und Wichtigkeit einer Arbeit verleihen ihr erst einen Wert. Dieser Wert lässt einen Mitarbeiter selber an Selbstvertrauen und Selbstwertschätzung wachsen. Sinn und Wichtigkeit motivieren den Mitarbeiter und geben Kraft, die Sache zu einem guten Ende zu bringen.
- Vierter Schritt: Genaue Definition des Weges zum Ziel
  Einen Mitarbeiter im Dunkeln zu lassen, wie das Ziel erreicht werden soll grenzt fast schon an Mobbing. Den Weg zum Ziel zu weisen ist eine der zentralen Aufgaben einer Führungskraft.
- Fünfter Schritt: Welche Informationen und Kompetenzen sind notwendig?
  Im fünften Schritt muss sich die Führungskraft vergewissern, dass der Mitarbeiter über alle notwendigen Informationen und Kompetenzen verfügt, die Arbeit zu erledigen. Die notwendigen Kompetenzen umfassen zum einen die fachlichen Kompetenzen, d. h. ist der Mitarbeiter aufgrund seiner Ausbildung und seines Wissensstandes in der Lage, die Sache zu einem guten Ende zu bringen. Darüber hinaus muss der mit der Aufgabe betraute Mitarbeiter auch die notwendigen internen und externen Befugnisse haben, um alles was notwendig ist auch tatsächlich umsetzen zu können. So kann z. B. eine Aktenrecherche nur durchgeführt werden, wenn der Mitarbeiter über die Erlaubnis und Befugnis verfügt, die Akten einzusehen.

- Sechster Schritt: Welche Person kann die Aufgabe am besten erledigen?
  Die Auswahl der zu beauftragenden Person ist von zwei Faktoren abhängig. Der erste ist, ob die Ausgewählte mit der Aufgabe wachsen soll oder – und das ist die zweite Möglichkeit – die Aufgabe ohne großen Aufwand schnell zu erledigen ist. Im ersten Fall sind eine sehr ausführliche Einweisung und enge Begleitung der Umsetzung notwendig. Jeder Schritt, den der Mitarbeiter macht, ist neu und birgt das Risiko des Scheiterns. Scheitern ist immer mit Stress und Ängsten verbunden, wirkt lähmend und vermindert das Selbstwertgefühl. Einfache Aufgaben können an gute und geübte Mitarbeiter ohne viel Aufheben delegiert werden. Je einfacher die Aufgabe ist, desto mehr Freiheiten hat der Mitarbeiter. Trotz allem sind dem Mitarbeiter immer folgende Informationen mit auf den Weg zu geben: Welche Aufgabe muss wie bis wann erledigt werden. Welche Aufgabe einfach und welche komplex oder kompliziert ist, hängt immer von der Kompetenz des Mitarbeiters – nicht der Einschätzung der Führungskraft ab.

5.5.3 Misserfolgen richtig begegnen

Wo gearbeitet wird, da passieren Fehler. Und auch bei der sorgfältigsten Einarbeitung und engmaschigsten Begleitung kann es dazu kommen, dass die Aufgabe misslingt. Wenn dies passiert, hat das Auswirkungen auf beiden Seiten. Hier kommen aber nun die bereits oben beschriebenen Grundlagen der konstruktiven Führung zum Tragen. Dabei müssen die folgenden Punkte immer Gesetz sein:

1. Die Führungskraft trägt immer die volle Verantwortung für die übertragene Aufgabe.
2. Es wird nicht nach Schuld oder einem Schuldigen gesucht, sondern immer nur noch einer Lösung.
3. Das Scheitern wird als weitere Chance gesehen, die Aufgabe auf andere Art und Weise zu einem guten Ende zu bringen.
4. Gemeinsam wird besprochen, welche Erkenntnisse sowohl der Mitarbeiter als auch die Führungskraft aus der herausfordernden Situation ziehen.

Wertschätzendes Feedback und Lob!
Es kann nicht oft genug gesagt werden: Jede Aufgabe muss vom Vorgesetzten gewertschätzt werden. Hierzu gehört, dass die Führungskraft bei übertragenen Aufgaben immer Rückkopplung gibt. Aber Achtung: falsch verstandene Ehrlichkeit hat nichts mit konstruktiver Führung zu tun. Jeder Mitarbeiter weiß, wenn etwas nicht gut gelaufen ist. Auch hier gilt: Lösungen statt Probleme suchen und breittreten. Noch schlimmer ist die Führungs-Super-GAU-Einstellung: „Nicht gemeckert, ist genug gelobt". Jeder der eine solche Einstellung vertritt, sollte schnellstmöglich den Platz als Führungskraft für geeignete Menschen freimachen.

Literatur

Aichinger, Christian Rudolf: Untersuchung zum Einfluss handlungsorientierter Führungskräfte auf die gruppendynamischen Prozesse und die Innovationsbereitschaft der Gruppe, Diplomarbeit zur Erlangung des akademischen Grades Magister der Sozial- und Wirtschaftswissenschaften im Diplomstudium Wirtschaftswissenschaften, Linz, 2016.

AOK Gesundheitsmagazin; Mit Dankbarkeit zu mehr Selbstwert; https//www.aok.de/pk/magazin/wohlbefinden/achtsamkeit/selbstwertgefuehl-steigern-durch-dankbarkeit/; veröffentlicht: 19.11.2021; heruntergeladen: 23.03.2025.

Birkenbihl, Vera: Perkins 1-2-3; https://www.birkenbihl.com/birkenbihl-denkt/abc-listen/perkins-1-2-3/, veröffentlicht: 2008, heruntergeladen: 23.03.2025.

Quaquebeke van, N. , Zenker, S.; Eckloff, T.: Find out how much it means to me? The importance of interpersonal respect in employees' work values and organizational work practices; in: Journal of Business Ethics, 89, 423-431, 2009

Quaquebeke van, N.; Eckloff, T. (2010) Defining respectful leadership: What it is, how it can be measured, and another glimpse at what it is related to. Journal of Business Ethics, 91, 343-358, 2010

Eckloff, T., & van Quaquebeke, N.: Ich folge Dir, wenn Du in meinen Augen eine gute Führungskraft bist, denn dann kann ich mich auch mit Dir identifizieren. Wie Einflussoffenheit von Untergebenen über Identifikationsprozesse vermittelt wird. Zeitschrift für Arbeits- und Organisationspsychologie, 52(4), 169–181, 2008.

Fürsattel, Andreas C.:Richtig delegieren: Eine Kunst, die man lernen kann; https://www.bei-training.com/richtig-delegieren-7-regeln-fuer-effektives-delegieren/; veröffentlicht: 19. 11. 2019; heruntergeladen: 23.03.2025.

Miller, Michael Craig Miller: A praise to gratitude; https://www.health.harvard.edu/blog/in-praise-of-gratitude-201211215561, veröffentlicht: 21.11.2012; heruntergeladen: 23.05.2025.

Swirski Katharina: „Pflege ist nicht gleich Pflege": Neue Studie erfasst psychische Belastung von Pflegekräften, https://www.openpr.de/news/1063699/Pflege-ist-nicht-gleich-Pflege-Neue-Studie-erfasst-psychische-Belastung-von-Pflegekraeften.html, veröffentlicht: 10.10.2019, heruntergeladen: 23.05.2025.

Zimmer, Mark; Übersicht über die Persönlichkeitsstörungen; https://www.msdmanuals.com/de/heim/psychische-gesundheitsst%C3%B6rungen/pers%C3%B6nlichkeitsst%C3%B6rungen/%C3%BCbersicht-%C3%BCber-die-pers%C3%B6nlichkeitsst%C3%B6rungen, veröffentlicht: 09.2023, heruntergeladen: 23.03.2025.

Das Verhältnis zu sich selbst, zu Vorgesetzten und Mitarbeitern

6

> **Zusammenfassung**
>
> Selbstschutz und Schutz von Mitarbeitern ist essenziell in einem Beruf, der immer das maximale in psychischer und physischer Hinsicht von allen an der Pflege Beteiligten abverlangt. Erkenntnis über die möglichen Gefahren für die eigene Gesundheit sowie das Wohlbefinden der Kollegen ist der erste Schritt zu Prävention und dem richtigen Umgang mit den Herausforderungen der Pflege. Dieses Kapitel beschäftigt sich mit ausgewählten Problemen von eingebildeten Verantwortlichkeiten über den Umgang mit schwierigen Patienten, Angehörigen und Kollegen, Arbeiten in Unterbesetzung bis zum Umgang mit der GenZ und zeigt Möglichkeiten für Führungskräfte in Sandwichpositionen auf, hiermit umzugehen.

6.1 Das A und O der Führung – Klare Aufgaben, passende Kompetenzen und die Antwort, wann Regeln funktionieren

Auf allen Ebenen in einer Organisation gilt, dass Aufgabe und Kompetenzen immer zusammenpassen müssen. Aufgabe und Herausforderungen können nur gelöst werden, wenn die Person über die persönlichen Fähigkeiten und organisatorischen Möglichkeiten verfügt. Decken die Kompetenzen nicht alle zur Lösung relevanten Bereiche ab, ist der Misserfolg vorprogrammiert. Eine Führungskraft muss sich also immer vergewissern, ob sie bei der Erfüllung eigener Aufgaben über alle notwendigen persönlichen Fähigkeiten verfügt und ob sie vom Unternehmen mit den notwendigen Vollmachten ausgestattet wurde. Gleiches gilt, wenn Mitarbeiter mit Projekten oder Aufgaben betraut werden.

Neben der klaren Aufgabe und der Übergabe von Kompetenzen spielt auch die Übernahme und die Übergabe von Verantwortung eine wichtige Rolle. Oft übergibt eine Führungskraft „nur" die Aufgabe – nicht jedoch die Verantwortung oder die notwendigen Kompetenzen für das Projekt. Das Ergebnis ist, dass der Mitarbeiter nicht nur für jede Kleinigkeit Rücksprache halten muss und so auf dramatische Weise erlebt, dass man ihm nichts zutraut und ihn nicht wertschätzt – die Führungskraft hat auch keinerlei Entlastung. So führt dieses toxische Delegieren zu effektiver Mehrarbeit, Effizienzverlust und unweigerlichen Frustration auf beiden Seiten. Deshalb muss eine Führungskraft bei der Übernahme von Aufgaben immer Klarheit über die Aufgabe, die notwendigen Kompetenzen und die Verantwortung einfordern.

Natürlich spielen auch das Wissen, die Erfahrung und die Ausbildung eine entscheidende Rolle. Wissen ist ohnehin wie Schwimmen gegen den Strom. Wer sich nicht ständig weiterentwickelt und weiterbildet, der wird immer dümmer. Die Welt bleibt nicht stehen. Das Wissen, das heute noch Gültigkeit hatte, ist morgen schon überholt. Wird eine Aufgabe übernommen, muss man über das nötige Wissen (Know-how) verfügen. Die drei Faktoren Klarheit – Kompetenz – Verantwortung müssen immer in einem richtigen Verhältnis stehen.

6.1.1 Zukünftige Anforderungen

Die unmittelbare Zukunft wird das Thema der klaren Aufgabenverteilung, der notwendigen Kompetenzen und Verantwortung noch einmal verschärfen. Digitale Transformation, d. h. digitale Infrastruktur und Robotik werden zu fundamentalen Veränderungen und Anpassungen von Geschäftsmodellen, Organisationen und Arbeitsgestaltung führen. Diese grundlegenden Änderungsprozesse werden immer neue Anforderungen und geänderte Verantwortlichkeiten an Führungskräfte stellen.

Eine großangelegte Befragung (Schwarzmüller et al. 2017) von Experten aus Wirtschaft, Wissenschaft, Verbänden und Politik hatte zum Ziel, die Zukunft u.a. der Arbeit greifbarer zu machen. Dabei betonten die befragten Experten, dass durch die digitale Transformation die Abgabe von Verantwortung von Führungskräften an Mitarbeitende zunehmen wird. Dem richtigen Delegieren wird also in Zukunft eine immer größere Wichtigkeit zukommen. Da auch auf Führungskräfte in Sandwichpositionen immer mehr Aufgaben delegiert werden, ist es umso wichtiger, sich immer wieder seiner Kompetenzen und Verantwortungen bewusst zu sein und die gestellten Aufgaben immer wieder klar zu umreißen.

Auf der anderen Seite wird die Wichtigkeit von beziehungsförderndem und coachendem Verhalten von Führungskräften gegenüber Mitarbeitenden steigen und Führungskompetenzen wie Agilität, Veränderungsmanagement und Führung auf Distanz eine stärkere Rolle einnehmen.

6.1.2 Wann und wieso funktionieren Regeln?

Ordnung und Struktur in einem Team entsteht durch Regeln. Jede Führungskraft muss in einem Team Regeln setzen und durchsetzen. Aber wann und wieso funktionieren Regeln überhaupt? Denn nur, wenn Regeln funktionieren, machen sie auch Sinn und schaffen den gewünschten Effekt.

Bei der Beantwortung dieser wichtigen Frage hilft erstaunlicherweise die Mathematik. Das Nash-Gleichgewicht (Nash 1950), ein zentraler Begriff der sogenannten Spieltheorie, schafft Klarheit. Es beschreibt in nicht-kooperativen Spielen eine Kombination von Strategien, wobei jeder Spieler genau eine Strategie wählt, von der aus es für keinen Spieler sinnvoll ist, von seiner gewählten Strategie als einziger abzuweichen. Nicht kooperative Spiele sind solche, bei denen kein Spieler weiß, was der andere tut. Beim Nash-Gleichgewicht handelt es sich also um ein Konzept, bei dem sich die Spieler nicht optimal verhalten, da die Aktionen des Gegenspielers nicht bekannt sind – also genau wie im richtigen Leben. Mit anderen Worten – was muss passieren, damit sich Menschen in bestimmten Situationen vorhersehbar gleich verhalten, obwohl sie sich nicht abgesprochen haben. Die Erkenntnisse von John Nash werden überwiegend in der Volkswirtschaft verwendet. Sie lassen sich aber auf andere Bereiche des menschlichen Miteinanders übertragen.

Regeln und Gesetze funktionieren immer dann, wenn die Betroffenen durch die Anwendung der Regel bessergestellt sind, als bei Nichtanwendung und dieses auch wissen bzw. begreifen. Letzteres wird in einer Welt, in der Fakten immer weniger eine Rolle spielen immer wichtiger. Diese Art von Regeln stellt das Optimum, sozusagen den Königsweg einer Regel dar.

Allerdings können nicht alle Regeln für alle immer nur positive Effekte bewirken. Grundsätzlich ist es so, dass Regeln das Team zusammen stärken machen, der Einzelne aber ggf. Einbußen seines subjektiv empfundenen Wohlfühlens hinnehmen muss. In diesen Fällen tendieren Menschen immer dazu, die Regel zu missachten.

Eine Regel ist in solchen Fällen trotzdem stabil, d. h. sie wird eingehalten, wenn folgende zwei Kriterien erfüllt sind:

1. Der Nachteil, der als Folge des Nichteinhaltens (Strafe) folgt, wiegt die Vorteile des Nichteinhaltens mehr als auf.
2. Die Gefahr, beim Nichteinhalten der Regeln erwischt zu werden, muss größer sein, als nicht erwischt zu werden.

In solchen Fällen werden die Regeln auch dann eingehalten, wenn sie dem Einzelnen in bestimmten Situationen keinen spürbaren Mehrwert bieten.

Wie kann das nun konkret als Führungskraft umgesetzt werden?

1. Machen Sie sich immer klar, in welche Kategorie die Regel fällt. Gehört sie zu den wenigen Regeln, die für alle nur Vorteile bietet? Entscheidend für die Beurteilung und Einordnung ist nicht das Gefühl und die Überzeugung der

Führungskraft, sondern das Empfinden und die Einschätzung der Mitarbeiter. Hat auch nur einer das subjektive Empfinden, dass die Regel einen Nachteil für ihn hat, gibt es zwei Möglichkeiten. Man setzt zur Überzeugung an. Vielleicht ist der Nachteil wirklich nur eingebildet und existiert überhaupt nicht. Ist der Nachteil, egal ob gefühlt oder tatsächlich, auch nach Erklärungen immer noch präsent, muss man sich über Punkt 2 Gedanken machen.

2. Welche Möglichkeiten der Pönalisierung sind vorhanden. Wichtig ist hierbei, Fingerspitzengefühl zu zeigen. Als Führungskraft darf man nicht mit Kanonen auf Spatzen schießen; dennoch muss die angedrohte Strafe ihren oben beschriebenen Effekt haben. Eine Strafe, die keine Abschreckung ist und die den Vorteil des Nichtbeachtens der Regel nicht wirklich mehr als aufwiegt, ist völlig nutzlos. So ist z. B. ein vereinbarter Betrag von 50 Cent für die „Chauvie-Kasse" für eine unangebrachte oder anzügliche Bemerkungen eher ein billiges Freikaufen als eine echte Abschreckung.

Darüber hinaus muss die Strafe auch durchsetzbar sein. Eine Führungskraft, die eine Strafe androht, sie aber nicht durchsetzen kann, wird unmittelbar unglaubwürdig. Ein stumpfes Schwert schlägt nur einmal. Dann ist der Effekt auf Dauer verpufft.

3. Die letzte Überlegung muss der Sicherstellung der Aufdeckung des Nichtbefolgens von Regeln dienen. Eine solche Überlegung ist obsolet, wenn das Nichtbefolgen einer Regel immer offensichtlich ist und nicht versteckt werden kann. Dies ist z. B. dann der Fall, wenn die Mitarbeiterin nicht die vorgeschriebene Dienstkleidung trägt oder Eintragungen falsch vornimmt. Im nächsten Schritt muss sichergestellt werden, dass ein Nichtbefolgen, so es nicht ohnehin offensichtlich ist, auch entdeckt wird.

Ist das Nichtbefolgen von Regeln aber nicht so klar, ist besonders gut zu überlegen, wie man es mit möglichst geringen Mitteln aufdecken kann und seine Aufdeckung auch sicherstellt. Lästern oder mobben sind Regelverstöße, die oft nicht für alle sichtbar stattfinden. Hier könnte z.B. ein Whistleblower-Kasten eine Möglichkeit schaffen, zunächst anonym auf Missstände hinzuweisen.

6.2 Wenn man meint, die Welt auf den Schultern zu tragen – Von Extremsituationen bis zu eingebildeten Verantwortungen

6.2.1 Falsche und eingebildete Verantwortungen

Die schlimmsten Verantwortungen, die eine Führungskraft zu tragen hat, sind die, die es gar nicht gibt.

Solche eingebildeten Verantwortlichkeiten wiegen schwer auf der Seele und lassen den Stresspegel immer wieder steigen. Ihre toxische Kraft ist groß, da der eingebildeten Verantwortung per se nie nachgekommen werden kann und so ein permanentes Gefühl des Misserfolges und der Opferrolle im Kopf entsteht. Einer eingebildeten Verantwortung kann niemand gerecht werden, da weder die Kompetenzen noch die Möglichkeiten für ihre Lösung bestehen. Was aber hat es hiermit konkret auf sich? Eine eingebildete Verantwortung liegt dann vor, wenn eine Führungskraft meint, für etwas die Verantwortung zu tragen, ohne dass dies wirklich der Fall ist.

Eine der häufigsten eingebildeten Verantwortungen ist die der universellen Personalverantwortung. Stationsleitungen, wie auch viele Mitarbeiter, leiten aus ihrem Selbstverständnis als Schwester ab, dass sie für die Aufrechterhaltung des Betriebes um jeden Preis verantwortlich sind. Ausfälle von Kollegen müssen unter Inkaufnahme der vollständigen Selbstaufgabe kompensiert werden. Hierzu zählen z. B. Arbeiten trotz Krankheit, Doppelschichten und das Abbrechen von Urlaub.

Eine Stationsleitung bzw. WBL ist grundsätzlich dafür zuständig, dass die Station funktionsbereit und personell besetzt ist. Bei kurzfristigen Ausfällen sorgen sie auch dafür, dass Ersatz gefunden wird. Was aber, wenn sich kein Mitarbeiter findet, der von jetzt auf gleich einspringen will? Was, wenn es ein strukturelles Problem gibt, d. h. per se nicht genug Personal vorhanden ist, um die Schicht regulär und regelkonform zu besetzen? An dieser Stelle beginnt oft die „eingebildete Verantwortung". Stationsleitungen und WBLs machen sich nun persönlich dafür verantwortlich, die strukturellen Defizite ausgleichen zu wollen. Verzweifelt versuchen sie die Dienste zu besetzen – auch wenn dies faktisch nicht möglich ist. Nicht selten springt dann die Führungskraft ein und negiert alle Arbeitszeit- und Arbeitsschutzvorschriften. Strukturelle Defizite können nie von einer Führungskraft in einer Sandwichposition kompensiert werden. Nur situative und punktuelle Herausforderungen sind von einer Stations-, Wohnbereichs-, oder Pflegeleitung zu lösen. Strukturelle Probleme sind allein die Aufgaben der Geschäftsführung oder des Vorstands.

Die Stationsleitung kann und muss nur mit den ihr zur Verfügung stehenden Personen planen und arbeiten. Gibt es strukturelle Personalengpässe, ist nicht sie dafür verantwortlich, dass ggf. nicht genug Pflegekräfte zur Verfügung stehen.

Sie ist allerdings dafür zuständig, dass in Unterbesetzung keine Unfälle entstehen und leitet alles Notwendige ein, um der Gefahr unmittelbar Herr zu werden (siehe hierzu im siebten Kapitel unter „Überlastungsanzeige"). Es steht nicht in der Macht der Stationsleitung, unmittelbar neue Kollegen zu akquirieren oder „aus dem Hut zu zaubern". Sie kann und muss aber den nächsten Vorgesetzten über relevante Entwicklungen innerhalb der Mitarbeiterschaft informieren. Hierzu zählen z. B. Informationen über Mitarbeiter, die dauerhaft/regelmäßig krank sind oder in Kürze in Rente gehen oder das Haus aus anderen Gründen verlassen.

Jede Führungskraft kann nur gesund innerhalb ihrer Kompetenzen arbeiten. Für alles andere fehlt ihr oder ihm die Möglichkeiten. Der selbst erdachten Anforderung kann nie genügt werden. Im Kopf setzt sich ein hochtoxischer Strudel in Gang.

Es ist deshalb wichtig, dass sich eine Führungskraft immer wieder selbst vergewissert, welche Verantwortlichkeiten sie tatsächlich hat und diese mit den vorhandenen Kompetenzen und Verantwortungen abzugleichen. Damit kann eine schleichende Schieflage verhindert werden. Situative Herausforderungen gehören in ihren Bereich, strukturelle Defizite in den Bereich der Geschäftsleitung.

6.2.2 Selbstschutz und rote Linien – der Umgang mit Extremsituationen

Selbstschutz ist nicht nur für Führungskräfte von besonderer Bedeutung. Selbstschutz ist eine der zentralen Kompetenzen, die jede Pflegekraft haben muss. Die Arbeit in der Pflege bringt es mit sich, dass man ständig mit Extremsituationen zu tun hat. Dabei sind Zeitdruck und Personalmangel auf Dauer genauso zermürbend, wie die tägliche Konfrontation mit Krankheit, Ängsten, Trauer, Wut, Hilflosigkeit und Verständnislosigkeit sowie Tod, Verlust und Schmerz. Menschen, die nicht gelernt haben, innere rote Linien zu ziehen und all das nicht zu nahe an sich heranzulassen, drohen in Pflegeberufen innerlich zu zerbrechen.

Eine der schlimmsten Zeiten für die Pflege war die Corona-Epidemie von 2020 bis 2023. Ähnlich wie in Kriegszeiten, wurden die Menschen in der Pflege hier an ihre psychischen und physischen Grenzen gebracht. Viele überschritten diese Grenzen, kehrten der Pflege den Rücken oder wurden krank an Körper und Seele. Wo also ist die rote Linie in Extremsituationen zu ziehen? An dieser Stelle muss sich jeder selbst die Antwort geben, denn dies ist eine Frage der persönlichen Resilienz. Resilienz bedeutet, vor der Manifestation psychischer oder somatischer Erkrankungen geschützt zu sein. Der Schutz besteht in der Fähigkeit, bei Stressoren die psychische Gesundheit mehr oder weniger schnell wieder herzustellen.

Resilienz ist, entgegen früheren Annahmen, keine unveränderliche, angeborene Persönlichkeitseigenschaft, sondern das jeweilige (Zwischen-)Ergebnis eines dynamischen, lebenslang andauernden Anpassungsprozesses (Kalisch et al. 2015). Resilienz als Wechselspiel zwischen einer Person und seiner Umwelt ist nicht vergleichbar mit einem Glas Wasser, dass man einmal füllt, sondern eher mit einem Muskel, den man antrainiert, der aber auch wieder erschlaffen kann.

Die Entstehung und Stärkung von Resilienz wird durch verschiedene Resilienzfaktoren bestimmt (Earvolina 2001). Diese Faktoren erhöhen die Wahrscheinlichkeit, mit einer Belastungssituation umgehen und diese verarbeiten zu können, ohne einen gesundheitlichen Schaden davonzutragen. Seit den Anfängen der Resilienzforschung – markiert durch die Kauai-Studie von Emmy Werner in den 50er Jahren (Werner und Smith 2001)) – wurde eine Vielzahl (neuro-)biologischer, psychischer sowie sozialer Resilienzfaktoren identifiziert (Kunzler et al. 2018). Für folgende Faktoren ist eine protektive Wirkung gegenüber verschiedenen Stressoren in erwachsenen Populationen gut belegt (Bengel und Lyssenko 2012).

- Orientierung an persönlichen Werten bzw. Leitprinzipien und Wahrnehmung von Sinn im Leben.

- Werteorientierung und Sinn im Leben sehen.
- Kohärenzgefühl: Generelle Tendenz, Anforderungen des Lebens als verstehbar, bewältigbar und sinnhaft zu empfinden.
- Positive Emotionen: Regelmäßiges Erleben positiver Gefühle auch angesichts von Stress oder traumatischen Erfahrungen.

- Hardiness: Grundhaltung, aktiv an verschiedenen Lebensbereichen mitzuwirken, Situationen als kontrollierbar zu empfinden und Anforderungen als Herausforderung wahrzunehmen.
- Selbstwertgefühl: Positive Bewertung der eigenen Person.
- Aktives Coping: Aktive Bewältigung von Stress sowie kritischen oder traumatischen Lebensereignissen.
- Selbstwirksamkeitserwartung: Überzeugung, Anforderungssituationen aus eigener Kraft bewältigen zu können.
- Optimismus: Tendenz zu positiven Ergebniserwartungen und positiver Ursachenzuschreibung von Ereignissen.
- Soziale Unterstützung: Zugriff auf ein funktionierendes soziales Netzwerk.
- Kognitive Flexibilität: Fähigkeit, auf veränderte Umweltbedingungen flexibel durch Variationen in Denken und Handeln zu reagieren.
- Religiosität / Spiritualität: Übernahme von Glaubensüberzeugungen und Teilnahme an religiösen Aktivitäten bzw. Beschäftigung mit Sinnfragen des Lebens.

Die unterschiedlichen Resilienzfaktoren interagieren miteinander und entfalten ihre Wirkung vermutlich über eine geringere Anzahl übergeordneter Resilienzmechanismen (Kunzler et al. 2018). Einer dieser übergeordneten Mechanismen ist die erfolgreiche Bewältigung von Krisen. Die Literatur diskutiert hier eine generelle Tendenz zur positiven (Neu-)Bewertung belastender Situationen, der bei zukünftigen Krisen übermäßige Stressreaktionen verhindern und somit vor Beeinträchtigungen und Dysfunktionen schützen könnte (Kunzler et al. 2018). Mit anderen Worten – jede Krise birgt die Chance auf eine bessere Resilienz. Aber Vorsicht! Zu glauben, dass alles, was einen nicht umbringt, immer härter macht, ist vollständiger Unsinn und eine undifferenzierte Sichtweise. Es kommt nicht darauf an, um jeden Preis durch eine Krise zu kommen. Vielmehr kommt es darauf an, wie man durch die Krise gelangt. Für den Alltag bzw. Extremsituationen in der Pflege heißt das, es kommt zum einen auf den individuellen Selbstschutz und in nicht unerheblichen Maß auf eine gute Führung an.

6.2.3 Resilienz schaffen – die persönliche Verantwortung

Es macht mehr Sinn, im Zusammenhang mit Resilienz von „schaffen" als von „trainieren" zu sprechen. Resilienz ist Kraft, die die Seele zum einen aus dem sicheren und wertschätzenden Umfeld und zum anderen aus dem Selbstverständnis schöpft. Weder das Umfeld noch das Selbstverständnis sind Faktoren, die trainiert werden können.

Ähnlich wie Hochleistungssportler müssen Angehörige von Pflegeberufen in besonderer Weise auf ihr Umfeld und ihre eigene Gesundheit achten. Während bei der ersten Gruppe der Sportler, der Verein oder der Verband für ein optimales Umfeld sorgen, sind Pflegekräfte allerdings ziemlich auf sich allein gestellt.

Und so kommt es hier ganz besonders auf die Selbstverantwortung jedes einzelnen an. Pflegekräfte, Mitarbeiter und erst recht Führungskräfte sind gut beraten, hier die notwendige „Extrameile" zu gehen. Neben der fachlich-professionellen Einstellung ist es wichtig, auch eine persönlich-professionelle Einstellung zu gewinnen. Der Pflegeberuf verlangt viel von einem Menschen ab. Dabei ist es wichtig, zum einen Faktoren, die sich negativ auf die Resilienz auswirken, zu minimieren und die positiven Faktoren zu stärken. Dies verlangt über die ganze Dauer des Weges eine Menge Selbstdisziplin.

Zu den negativen Faktoren gehören:

- Übermäßiger Konsum von sozialen Netzwerken
- Ein unsicheres oder gestörtes soziales Umfeld
- Eine negative Grundeinstellung (Fokussierung auf Probleme)
- Finanzielle Sorgen
- Niedrige Bildung
- Desinteresse
- Schlechtes Essen
- Wenig oder kein Sport

Zu den positiven Faktoren gehören:

- Eine aktive Freizeitgestaltung
- Ein gut funktionierendes soziales Umfeld
- Eine positive Grundeinstellung (Fokussierung auf Lösungen)
- Interesse
- Bildung
- Gutes Essen
- Sportliche Aktivitäten

Entscheidend für eine resiliente Psyche ist die Fähigkeit, sich immer wieder in die Lage zu versetzen, die Dinge selbst in die Hand zu nehmen. Menschen, die sich eine Opferrolle antrainiert haben, d. h. sich immer wieder einreden, nichts im Leben ändern zu können, immer dem Schicksal ausgeliefert zu sein, keine Verantwortung für sich und andere übernehmen wollen, haben es sehr schwer, Resilienz aufzubauen. Wichtig ist genau das Gegenteil: Verantwortung für alles im eigenen Leben übernehmen – das Gute und das Schlechte, nie die Defizite und die Suche nach Schuld und Schuldigen kultivieren, sondern die Kraft und seine Gedanken auf Lösungen zu fokussieren. Daneben ist es wichtig, gesund zu leben, soziale Kontakte zu pflegen (ganz wichtig!) und mit Interesse und Hunger nach Wissen die Welt zu betrachten. Wissen und das Verständnis von Zusammenhängen geben Sicherheit und gestatten es, die Geschehnisse intellektuell nachvollziehen zu können.

6.2.4 Resilienz schaffen – die Führungsverantwortung

Führungskräften kommt beim Aufbau von Resilienz unter den Mitarbeitern eine besondere Rolle zu. Eine schlechte Führungskraft kann ein gut funktionierendes Team sogar in relativ ruhigen Zeiten zerstören. Eine gute Führungskraft schafft es nicht nur, ihre Mitarbeiter durch eine existenzielle Krise zu führen, sondern es auch gleichzeitig stärker zu machen. Die Frage ist, was unterscheidet eine gute, von einer schlechten Führungskraft in Hinblick auf Resilienz.

Zunächst einmal ist es wichtig, dass die Führungskraft die Mitarbeiterinnen nicht beim Aufbau der Resilienz behindert. Eine Führungskraft hat dafür zu sorgen, dass

- die Mitarbeiter genug Freizeit haben. Lange „Rutschen" von bis zu 12 Tagen verhindern die Pflege von Beziehungen und sozialen Bindungen.
- innerhalb des Teams ein wertschätzender Umgang gepflegt wird. Tratsch und schlechtes Reden hinter dem Rücken von Kollegen sind absolut tabu!
- das Team sich nicht an Problemen und der Suche nach Schuldigen abarbeitet und diese kultiviert, sondern sich auf Lösungen fokussiert. Gibt es Probleme, gehören diese „auf den Tisch". Diskussionen drehen sich ausschließlich um Lösungen – nie darum, wer Schuld haben könnte oder wie „dramatisch" alles ist. Dies ist einer der wichtigsten Punkte der Führung aus der Krise hin zur Resilienz.
- eine Verantwortungskultur gepflegt wird. Verantwortungskultur heißt, dass Mitarbeiter für sich selbst und für andere Verantwortung übernehmen. Für sich selbst, indem sie aktiv an ihrer Gesundheit, Freizeitgestaltung und der Festigung sozialer Bindungen arbeiten, Verantwortung für andere, indem sie sich darum kümmern, dass das Team als Ganzes funktioniert. Letzteres erfolgt durch eine Fokussierung auf Lösungen.
- allen im Team zu jeder Zeit klar ist, wo die Reise hingeht. Nur wer weiß, wo es hingehen soll, kann zur Lösung von Problemen beitragen, nur wer weiß, was das Ziel ist, kann am Steuer sitzen und Verantwortung für das eigene Tun übernehmen. Dieser Punkt ist ebenso wichtig wie die Fokussierung auf Lösungen.

Eine gute Führungskraft in einer Krise erkennt man durch Klarheit im Handeln, Lösungsorientierung und eine Verantwortungskultur.

6.2.5 Selbstverständnis ohne Selbstaufgabe – Leben für die Arbeit

Eine letzte Herausforderung für Führungskräfte in der Pflege ist das Phänomen, dass sich eine Schwester oder ein Pfleger bis zur völligen Selbstaufgabe für den Job aufreibt. Menschen, die in medizinischen Berufen arbeiten, empfinden in der Regel eine ganz besondere Verpflichtung gegenüber den Patienten und Kolleginnen und Kollegen, die weit über das übliche Maß eines Angestellten hinaus geht. Dieses besondere Selbstverständnis hat schon immer den Berufsstand ausgezeichnet, kann aber auch zu einer tückischen Falle werden. Wer nur noch für den Job lebt und außerhalb der Arbeit keine sozialen Bindungen mehr hat, verliert schnell den Boden unter den Füßen. Solche Menschen brennen innerlich aus, verlieren die gesunde Balance zwischen Arbeit und Privatem. Wer keinen Sinn in seinem Leben und in dem findet, was er tut, für den wird auch kein Geld der Welt ausreichen, damit er Erfüllung findet – aber: Wer keinen Selbstwert empfindet, der entwickelt ein gefährliches „Liebesverhältnis" zu seiner Arbeit und ein toxisches Anspruchsdenken gegenüber seinen Kolleginnen.

Für eine Führungskraft ist es auf den ersten Blick sehr angenehm, wenn es mindestens eine oder einen im Team gibt, die oder der jeden Extradienst übernimmt, immer einspringt und faktisch nur für seinen Job lebt. Doch diese Menschen sind für ein Team tickende Zeitbomben, weil sie immer mehr ihre verschobenen Maßstäbe auf ihre Teammitglieder übertragen. Schnell entwickelt sich ein Teamgeist, der ungesunde Strukturen annimmt. Im schlimmsten Fall werden Mitarbeiter, die sich dem neuen Diktat der bedingungslosen Hingabe nicht beugen und die extremen Ansichten nicht teilen, gemobbt, als faul und unkollegial gebrandmarkt.

Einer solchen Entwicklung muss eine Führungskraft entschieden entgegentreten, Gespräche führen und klare Anweisungen geben, wie das gewünschte Miteinander auszusehen hat. Auf keinen Fall darf hier die Entwicklung abgewartet werden! Ist das Team einmal mit einem solchen Virus befallen, ist es sehr schwer, ihn wieder loszuwerden.

Auch als Führungskraft ist man nicht davor gefeit, in sehr herausfordernden Situationen zu viel von den Mitarbeitern zu verlangen und am Ende selbst zu einem toxischen Teamfaktor zu werden. Hier hilft eine konstruktive Feedbackkultur im Team. Darüber hinaus können Führungskräfte untereinander auch „beaufsichtigen". So müssen regelmäßige Gespräche zwischen Leitung und Stellvertretung ein wichtiges Korrektiv sein. Dauern Extremsituationen über einen längeren Zeitraum an, wie z. B. während einer Pandemie, kann die Inanspruchnahme professioneller psychologischer Unterstützung angeraten sein. Jeder Profisportler nimmt eine solche Hilfe in Anspruch, um über einen langen Zeitraum ein Höchstmaß an Leistung zu bringen und sich seelisch immer wieder zu nivellieren. Dies sollte erst recht für einen so herausfordernden Beruf wie die Pflege gelten. Die Hygiene der eigenen Seele ist ebenso wichtig, wie das regelmäßige Händewaschen – nicht nur zur Bewältigung des Arbeitslebens, sondern auch, um das Privatleben zu schützen.

6.3 Alles wird anders – Umgang mit der Generation Z

Vor allem in sozialen Netzwerken kommt sie gar nicht gut weg – die Generation Z. Unternehmen berichten von ersten schlechten Erfahrungen. Doch wer sind diese „Zoomer", wie sie auch genannt werden? Nicht nur die zeitliche Verortung gestaltet sich schwierig. Während z. B. McKinsey & Co. die Jahrgänge von 1995 bis zum Jahr 2010 als Gen Z definiert, zählt Huffpost alle zwischen 1995 oder später

Geborene zu dieser Gruppe. Das amerikanische Pew Research Center definiert die Jahrgänge 1997–2012 zur Gen Z und startet damit zwei Jahre später. Unabhängig von der genauen zeitlichen Verortung sind es die besonderen Eigenarten und Besonderheiten dieser Gruppe, die viel frischen Wind in die Pflege bringen werden.

Glaubt man den zahlreichen Clips und Reels, dann verkörpern diese jungen Menschen zunächst einmal das Gegenteil von dem, was „gestandene Pflegerinnen und Pfleger" für den Idealtypus ihres Berufsethos halten. Die Gen Z soll dumm, faul und kaum belastbar sein; dafür aber überbordende Ansprüche an alle anderen stellen, nur nicht an sich selbst. Aber stimmen diese vernichtenden Stereotypen, mit denen man diese Generation charakterisiert, wirklich mit der Realität überein?

6.3.1 Eine Generation ist besser als ihr Ruf und doch wieder ganz anders

„Die Jugend von heute liebt den Luxus, hat schlechte Manieren und verachtet die Autorität!" echauffierte sich bereits Platon 400 vor Christi Geburt in Athen. Es gehört wohl zum Lauf der Dinge, dass sich die ältere Generation über die junge Generation die Haare rauft und den Untergang der Zivilisation und der Gesellschaft heraufbeschwört, während die eben noch Gescholtenen dann ihrerseits den eigenen Kindern soziale und wirtschaftliche Kompetenzen absprechen.

Nach den Ergebnissen einer deutschen Metastudie aus dem Jahr 2021 (Wunderlin 2021) ist die Generation Z die „sicherheitsbewussteste, erfolgsorientierteste, wissbegierigste, digital affinste und autonomste erzogene Kohorte am Arbeitsmarkt", aber auch die „sensibelste, ängstlichste und im psychisch schlechtesten gesundheitlichen Zustand". Darüber hinaus ist sie „stark von sozialen, hedonistischen, materialistischen und individualistischen Werten beeinflusst, geprägt mit starkem Bedürfnis nach Selbstbestimmtheit, Sinnerfüllung und Selbstverwirklichung. Zudem ist Harmonie, Altruismus (Hilfsbereitschaft, Toleranz, Empathie) und das Gefühl der Gerechtigkeit (Gleichheitsprinzip) sowie Ganzheit (als Teil des Unternehmens) bei vielen von ihnen massiv ausgeprägt". Zu ihren wichtigsten Lebenszielen gehören: „Zeit mit der Familie, Freunden oder Hobby zu verbringen, ein gesundheitsbewusstes Leben, ein hoher Lebensstandard, gute Bildung sowie ein sicherer Arbeitsplatz. Sie bevorzugen einzigartige Arbeitserfahrungen, bei denen die Arbeit Spaß macht, sinnvoll, abwechslungsreich, spannend und herausfordernd ist sowie den eigenen Neigungen bzw. Fähigkeiten entspricht". Gleichzeitig wollen sie „eigene Ideen mit einbringen, kreativ und innovativ und intrinsisch motiviert arbeiten". Viele von ihnen erwarten orts- und zeitunabhängiges Arbeiten (Flexibles Arbeiten – Flexibilisierung aus Sicht der Arbeitnehmer) bei zugleich festem Arbeitsplatz im Unternehmen. Generell gilt: jede Art von Wahlfreiheit (z. B. Arbeitstätigkeit, Flexibles Arbeiten, Benefits und Teamauswahl) dient als Begeisterungs- und Motivationsfaktor. Viele junge Wähler:innen haben bei der Bundestagswahl 2025 ihr Kreuz bei der Partei Die Linke gemacht. Ihr Zweitstimmenanteil liegt nach vorläufigen Daten bei 25 %. An zweiter Stelle folgt die AfD mit 21 % (Janson 2025). Eine Generation voller Widersprüche und Extreme.

6.3.2 Was die Gen Z mit der Pflege machen wird

Die Generation Z wird nicht nur die Pflege auf den Kopf stellen, sondern die ganze Gesellschaft. Und das nicht, weil sie besonders revolutionär wäre, wie die 68er oder besonders motiviert, wie die Boomer. Sie haben ihr ganz eigenes, teils sehr ambivalentes Selbstverständnis und diese Mischung ist es, die die alten Strukturen nach und nach zermalmen wird, ohne dass diese Generation es wirklich darauf anlegt.

Mit ihrer hohen Digitalaffinität und ihrer Selbstverständlichkeit im Umgang mit Robotik wird sie, anders als die Generationen vor ihnen, nicht nur neue Akzente setzen, sondern endgültig den neuen digitalen Hilfsmitteln zum Durchbruch in der täglichen Arbeit verhelfen. Diese Generation hat keine Berührungsängste mehr mit Computerprogrammen oder jedweder elektronischer Arbeitsunterstützung. Im Gegenteil – die Gen Z wird diese neuen Möglichkeiten aktiv und energisch einfordern. Als sogenannte „Digital Natives" sind sie mit Handys und Computern groß geworden; sie kennen keine nichtdigitalisierte Welt, wissen um die Vorteile und vor allem die Möglichkeiten, die diese Tools bieten. Der fundamentale Unterschied zu den vorherigen Generationen liegt aber im Denken. Sie versuchen nicht, die analogen Vorgänge in digitale zu übersetzen, sondern denken bereits in digitalen Lösungen.

In Bezug auf das Arbeitsleben wird der Generation Z außerdem ein ausgeprägtes Streben nach Sinnhaftigkeit und einer ausgewogenen Work-Life-Balance sowie einer Berücksichtigung von sozialen und Umweltbelangen am Arbeitsplatz zugeschrieben, was bei unkritischer Betrachtung als Generation „Holiday" missgedeutet werden könnte. Dabei achten die jungen Menschen nur in besonderem Maße auf sich und sind sich mehr denn je, ihres eigenen Wertes und des Wertes der Zeit, die sie haben und für den Beruf zur Verfügung stellen, bewusst. Die Gen Z ist eine Gen A (A für Awareness).

Die Gen Z ist eine Generation voller Widersprüche. So wählten bei der letzten Wahl 46 % entweder Links- oder Rechtsaußen (Statista Wahl 2025). Mehr als jede Generation vor ihr, sieht die Generation Z alles in größeren Zusammenhängen und verweigert sich andererseits wieder der Komplexität. Die Welt ist nicht nur über die sozialen Netzwerke zu einem „Dorf" zusammengeschrumpft; auch in der realen Welt hängt alles mit jedem zusammen – und sie hat das mehr begriffen als alle Generationen vor ihr. Man denkt nicht nur europäisch, sondern ist offen für Einflüsse aus den exotischsten Kulturkreisen. Pflege wird internationaler und komplexer.

Auch hinter den Kulissen wird sich einiges ändern. Die Herkunft und die Herstellung von Produkten, vom Bettlaken bis zum Beta-Blocker, wird von großer Relevanz werden. Auch die Arbeitsbedingungen werden sich ändern. Für zwei Drittel ist der Umwelt- und Klimaschutz wichtig bis sehr wichtig (Schnetzer 2025). Diese Generation ist hoch individuell und verlangt von jedem Job, dass dieser sich an ihr Leben anpasst und nicht umgekehrt. Arbeitszeiten und Karrierewege werden immer flexibler werden. Laut einer Studie plant fast jeder zweite junge Arbeitnehmer der GenZ (46 %) in Deutschland, innerhalb der nächsten sechs Monate den Job zu wechseln – trotz eines ausgeprägten Wunsches nach Stabilität. 70 % der Befragten geben an, dass Jobsicherheit für sie ein entscheidender Faktor ist. Dennoch ist die Wechselbereitschaft in dieser Altersgruppe höher als bei jeder anderen Generation (Focus 2025). Junge Mütter wollen sich nicht mehr entweder für Kind oder Karriere entscheiden müssen und vor allem nicht den Job vor die Familie stellen, Väter werden immer selbstverständlicher für ihre Familien da sein wollen und mehr Zeit mit ihnen verbringen (Schönhöfer 2022). Sich aufzureiben, wie das die Boomer getan haben, kommt ihnen nicht in den Sinn.

Die Pflege wird sich dieser Entwicklung nicht entziehen können, da sie auf dem immer knapper werdenden Arbeitsmarkt mit einer Mangelbesetzung wird kämpfen müssen. Die Zeiten, in denen die Pflege aus dem Vollen schöpfen kann, sind vorbei. Vielleicht verschafft eine bald eingeführte Wehrpflicht (mit der Möglichkeit, den Dienst auch im sozialen und medizinischen Bereich zu leisten) der Pflege ein wenig Luft. Auf Dauer werden sich aber nur noch durch einschneidende Veränderungen junge Leute für den Beruf gewinnen lassen.

Auch im Bereich Karriere in der Pflege wird diese Generation der Akademisierung des Berufsstandes endlich zum Durchbruch verhelfen. Die jetzige Pflegereform ging vollständig an den wirklichen Bedürfnissen der nächsten Generationen vorbei. Dies liegt insbesondere daran, dass die Gen Z für sich persönlich nicht nur die bestmögliche Ausbildung verlangen (zumindest werden das die Ehrgeizigen unter ihnen tun). Darüber hinaus wird die Verweildauer an einer Arbeitsstelle immer kürzer werden. Arbeitsverhältnisse, die wie heute üblich, ununterbrochen über mehrere Jahrzehnte andauern, werden Seltenheitswert haben (Focus 2025). Außerdem wird diese Generation auch nicht unbedingt durchgehend der gleichen Branche treu bleiben. Also muss ein akademischer Abschluss auch einen Branchenwechsel ermöglichen; die Gen Z will sich alle Optionen offenhalten.

Auf den ersten Blick scheint die Generation wenig kritikfähig – sie selbst würde von sich behaupten, nicht mehr alles schlucken zu wollen und alles, jedes und jeden kritisch zu hinterfragen.

Information und Informationsfluss ist für die Gen Z von besonderer Wichtigkeit. Sie ist es gewohnt, unmittelbar und aufgearbeitet Informationen über alles und jede Kleinigkeit zu erhalten. Auch im Beruf erwarten sie, umfassend und zeitnah über alles notwendige umgehend in Kenntnis gesetzt zu werden. Fehlende Informationen, fehlende Zielvorstellungen und Sinngebung bei jedem Handeln wird von der Gen Z ganz anders wahrgenommen als noch von den Babyboomern. Die alte Generation hat Dinge und Abläufe noch mehr oder weniger klaglos hingenommen, wenig hinterfragt und ist selten auf die Idee gekommen, etwas zu ändern. Diese Generation ist ganz anders. Obwohl man ihr momentan nicht viel zutraut, wird sie das Gesicht unserer Gesellschaft im Allgemeinen und das der Pflege im Besonderen fundamentaler verändern, als jede Generation zuvor. Dieser Generation fehlt vielleicht die Ideologie der 68er, ihr mag auch die Beharrlichkeit der Babyboomer fehlen, doch die Gen Z wird jede „heilige Kuh" in der Pflege schlachten – nicht mit lautem Hurra und Knall, sondern still und leise.

6.3.3 Wie führt man die Gen Z?

Die Kunst, Menschen zu führen ist seit Anbeginn der Menschheit wichtig und wird es bis zu ihrem Untergang bleiben. Was sich ändert, ist jedoch das generationsspezifische Führungsbedürfnis, d. h. die Art und Weise der Führung.

Noch nie wird ein Fokus auf wertebasierte Führung so wichtig sein, wie für die Gen Z; und doch verlangte keine andere Generation so sehr nach der Möglichkeit, eigene Wege gehen zu können. Mit dieser Ambivalenz muss eine Führungskraft in Zukunft umgehen. Werte, Klarheit und Entfaltungsmöglichkeiten sind die Stichworte, die die Grundrichtung der zukünftigen Führung skizzieren und die Schwerpunkte der Führungsarbeit, insbesondere in der mittleren Führungsebene, bilden. Eine Führungskraft wird zusehends zu einem Entfaltungsmanager, der Ideen und Möglichkeiten kanalisiert und im Hinblick auf die zu erledigenden Ziele sichtet, priorisiert und umsetzt. Die Impulse für den Umbruch der Branchen werden nicht mehr aus der Vorstandsetage kommen. Der Umbruch wird von unten nach oben erfolgen. Hier kommt den mittleren Führungsebenen eine entscheidende Funktion als Mittler und Ideentrichter zu.

6.3.4 Wie gewinnt man diese Generation für die Pflege?

Wenn die Babyboomer in den nächsten Jahren aus dem Arbeitsmarkt ausscheiden, wird die Zahl der verfügbaren Arbeitskräfte schrumpfen. Fachkräfte werden immer mehr zu einem limitierenden Faktor für alle Branchen. Die Pflege wird ernsthafte Probleme bekommen, in weiten Teilen den bisherigen Betrieb aufrecht zu erhalten – es sei denn, die Pflege erfindet sich großteils neu. Noch nie, seit Anbeginn der Menschheit, stand die Pflege vor so tiefgreifenden Veränderungen.

Auch wenn es viele ergraute Vorstände und Geschäftsführer nicht gerne hören und lesen werden: Die Lösungen für die anstehenden Probleme werden nicht mehr von der alten Generation kommen. Dafür fehlt ihr der Mut, die Pflege wirklich neu zu denken, vielleicht auch der Instinkt für die neuen Bedürfnisse der zukünftigen Generation – sowohl von Pflegepersonal als auch von Patienten.

Liest man die Erklärungen der Pflegekammern, so erahnt man, dass diese in Ansätzen erkennen, welcher Tsunami auf sie zurollt. Es ist allerdings fraglich, ob sie das tatsächliche Ausmaß der anstehenden Entwicklungen begriffen haben. Es geht in Zukunft nicht nur darum, eine neue Generation mit ihren „Macken" in ein bestehendes System zu integrieren. Das ganze System wird sich dieser neuen Generation und ihren Anforderungen anpassen müssen. Dieser Paradigmenwechsel dürfte in den Köpfen der Verantwortlichkeiten für reichlich Schwindel sorgen und heftige Verdrängungsreflexe auslösen. Die Ausbildung hinkt jedenfalls um mindestens eine Generation hinterher, anstatt eine Generation vorauszuschauen.

6.4 Ein Krake hat nur acht Arme – Arbeiten in Unterbesetzung

Schon seit Jahren baut sich der Personalnotstand zu einer immer größer werdenden Welle auf, die droht, viele Einrichtungen hinwegzuspülen. Schon jetzt arbeiten immer mehr Stationen in einer dauernden Unterbesetzung und versuchen dennoch, die Arbeit irgendwie zu erledigen. Dabei reiben sich Führungskräfte und Mitarbeiter physisch und psychisch auf. Nach einer Studie des NPZ Hamburg (Swirski (2019); siehe auch 5.1.) halten 55 % der Mitarbeiter den Personalschlüssel für unzureichend. Besonders kritisch wird der Personalmangel in den Krankenhäusern empfunden; dort kritisierten fast 80 % die unzureichende personelle Ausstattung. 70 % der Befragten geben an, dass es im Falle von krankheitsbedingten Ausfällen keine festen Regelungen zur Überbrückung des Personalmangels gibt und gerade mal jede dritte Pflegekraft kann geplante Pausen ausreichend wahrnehmen (Swirski (2019), siehe auch 5.1.). Immer häufiger klagen Pflegekräfte über gesundheitliche Folgen ihres Berufes.

Der Personalmangel ist jetzt schon ein großes Problem – in den nächsten Jahren wird er zur Katastrophe anwachsen. Wie kann man als Führungskraft verhindern, dass die Mitarbeiter und man selbst ausbrennt und gleichzeitig den „Laden" zusammenhalten?

6.4.1 Kurzfristiges Arbeiten in Unterbesetzung

Es gibt keine Pflegekraft, die noch nie in Unterbesetzung ihre Dienste verrichtet hat und dies wird auch in Zukunft nicht der Fall sein. Kurzfristige Ausfälle von Kolleginnen und Kollegen machen das Arbeiten in Unterbesetzung in einer Schicht in Ausnahmefällen unausweichlich. Egal, wie lange die Station unterbesetzt ist, ist immer auf folgende Punkte zu achten:

1. Feststellen einer akuten Gefahrensituation
   Ist durch die Unterbesetzung das Leben oder die Gesundheit von Patienten und / oder Mitarbeitern gefährdet?
   Ist dies der Fall, muss der Zustand umgehend gelöst werden. Ein Zuwarten bis die nächste Schicht beginnt, ist absolut unzulässig. Kommt in dieser Zeit jemand zu Schaden, liegt die Verantwortung hierfür zunächst bei der Stationsleitung. Dies kann sehr unangenehme Folgen haben. Im glimpflichsten Fall kommt es zu einer Abmahnung, im schlimmsten Fall zu einer strafrechtlichen Anzeige und Anklage. Auch zivilrechtlich können sich Schadensersatzforderungen anschließen.
   Die Rechtsprechung ist im Falle einer akuten Gefahrensituation übrigens gnadenlos und verlangt, dass alles dafür getan werden muss, die Gefahr unverzüglich zu beseitigen. Hierzu gehört – sollte das Haus nicht in der Lage sein, kurzfristige Verstärkung zu stellen – ein Anruf bei der 112.

Weitere Hinweise, vor allem zu der in solchen Fällen unbedingt zu verfassenden Überlastungsanzeige, sind in Kap. 7 ausführlich beschrieben.
2. Kurzfristige organisatorische Maßnahmen – Umschalten auf Notbetrieb
Besteht keine Gefahr, obliegt es der Führungskraft, kurzfristig die Aufgaben der Schicht umzudisponieren. Die notwendigen Kompetenzen hat sie qua ihrer Funktion als Stationsleitung. Wie immer ist es wichtig, genau zu formulieren, welche zusätzlichen Arbeiten von wem in welcher Art zu erledigen sind. Außerdem muss klar formuliert werden, welche Arbeiten ggf. zurückgestellt oder zunächst einmal liegengelassen werden, damit zumindest alle notwendigen Arbeiten erledigt werden.
3. Besprechung mit der nächsten Vorgesetzten
Es ist wichtig, dass aus einer einzelnen oder vorübergehenden Unterbesetzung kein Dauerzustand wird. Stellt sich nach einer kurzen Analyse heraus, dass die Ursache für die Unterbesetzung strukturelle Ursachen hat, ist eine Überlastungsanzeige unausweichlich. An dieser Stelle sei noch einmal darauf hingewiesen, dass eine solche Anzeige für die Führungskraft nicht nur ein Mittel ist, um Druck aufzubauen oder sich „Luft zu verschaffen", sondern dass sie dazu sogar rechtlich verpflichtet ist. Werden strukturelle Defizite nicht gemeldet und resultieren daraus Schäden an Menschen und / oder Sachen, kann dies ebenso arbeits-, straf-, und zivilrechtliche Folgen haben.

6.4.2 Langfristige Unterbesetzung

Langfristige Unterbesetzung ist in vielen Bereichen der Pflege trauriger Alltag. Dies führt auf Dauer jedoch zu dramatischen Konsequenzen. Permanenter Personalnotstand, der von immer weniger Personal aufgefangen wird, führt zu immer weniger gesundem Personal und noch größeren Defiziten.

Der „Gesundheitsreport 2019" der Techniker Krankenkasse zeigt, dass Alten- und Krankenpflegekräfte im Durchschnitt 23 Tage im Jahr krankgeschrieben sind. Dieser Wert liegt 8 Tage über dem Durchschnitt aller übrigen Branchen. Auch der Krankenstand in Pflegeberufen liegt deutlich über dem Durchschnitt; während er in der Altenpflege bei ca. 7 % und in der Krankenpflege bei knapp 6 % liegt, beträgt er im Bundesdurchschnitt nur 4,09 % (Techniker 2019).

6.4.3 Falscher Berufsethos

Die Pflege kann in vielen Fällen nur noch deshalb aufrechterhalten werden, weil Mitarbeiter und Führungskräfte immer länger über ihre Kräfte arbeiten. Über die in diesem Verhalten liegenden Risiken waren und sind sich die meisten gar nicht wirklich bewusst. Ohne es zu wollen, begeben sie sich in ein immer größeres Risiko für sich und andere. Einer Führungskraft kommt ihn dieser Situation eine besondere Aufgabe zu. Auf keinen Fall darf die Gesundheit von Mitarbeitern einer verkorksten Personalpolitik zum Opfer fallen. Einer chronischen Unterbesetzung muss unbedingt aus rechtlichen Gründen mit einer Überlastungsanzeige begegnet werden.

Da auf Dauer immer weniger Menschen der Pflege zur Verfügung stehen werden, müssen organisatorische Lösungen her. Hier könnte z. B. eine konsequente Entlastung der Pflegefachkräfte – insbesondere der Examinierten und der Führungskräfte – von der überbordenden Verwaltungsarbeit ein Anfang sein. Aufnahmen, Protokolle, Bestellungen etc. müssen nicht von einer medizinischen Fachkraft erledigt werden. Diese Verschwendung von Arbeitskraft kann sich bereits kurzfristig kein Haus mehr leisten.

6.5 Wie sag ich's meinen Leuten – Brücken bauen zu Vorgesetzten und Mitarbeitern

Eine der zentralen Aufgaben einer Führungskraft in einer Sandwichposition ist, Brücken zu bauen sowie zwischen Menschen und Positionen zu vermitteln. Hierzu bedarf es gewisser kommunikativer als auch kognitiver Fähigkeiten.

Selten haben Menschen dieselbe Sicht auf die Dinge, oft haben sie unterschiedliche Ziele und Bedürfnisse, die sich sogar diametral gegenüberstehen können. Dennoch muss jede Gruppe bis hin zu Staatengbilden so unter Kontrolle gehalten werden, dass die ihnen immanten Fliehkräfte sie nicht auseinanderreißen. Funktioniert das nicht, dann kommt es auf Staatsebene zu einem Krieg, innerhalb eines Staates kommt es in solchen Fällen zu Bürgerkriegen und Aufruhr und in Gruppen, Teams oder Partnerschaften ist dies die Ursache für Streit. Brücken, die die verschiedenen Ziele und Motivationen verbinden, sind der Schlüssel zu einer Lösung.

6.5.1 Kommunizieren – nicht Schauspielen!

Nicht selten vermitteln Kommunikationsseminare den Teilnehmern, dass es für die Bewältigung von schwierigen Gesprächen darauf ankommt, wie aus einem Baukasten die richtigen Versatzstücke eines Argumentationskoffer zusammenzusetzen. Je mehr solcher Versatzstücke man kennt und je versierter man in der Zusammensetzung ist, desto professioneller, effektiver und erfolgreicher soll die Kommunikation sein. Bereits als Teilnehmer solcher Seminare habe ich mich persönlich immer unwohl gefühlt und bis heute empfinde ich fast Mitleid, wenn ich auf Menschen stoße, die sich abmühen, dem angelernten Wissen gerecht werden zu wollen. Diese Art und Weise der Kommunikation ist alles, nur nicht zielführend. Eine solche Form der Kommunikation sorgt nur dafür, dass man in einem Gespräch geschmeidig und unangreifbar bleibt. Es löst aber kein einziges Problem, denn mit Phrasen lassen sich keine Brücken bauen.

Nicht nur bei vielen Personen des öffentlichen Lebens fällt es auf, dass diese sich mehr auf ihre einstudierten Phrasen, als auf das Gegenüber konzentrieren, Statements statt Antworten geben und versuchen, um jeden Preis als Gewinner vom Platz zu gehen. Wie bereits zuvor ausführlich dargelegt, kommt es bei der

Kommunikation nicht darauf an, etwas zu spielen. Wenn dem so wäre, wäre ihr Job nicht in einer Gesundheitseinrichtung, sondern Schauspieler an einem Filmset oder in einem Theater.

6.5.2 Wie baut man Brücken? – Im Kopf!

In Kapitel vier ist bereits auf das Inselmodell von Frau Birkenbihl Bezug genommen worden. Das Modell geht davon aus, dass jeder Mensch faktisch eine eigene Insel ist. Diese Insel besteht aus dem Sand unserer Meinungen, Überzeugungen, Wünsche, Ziele und Hoffnungen. Diesen Sand hat jeder Einzelne sein ganzes Leben lang aufgeschüttet und liegt nun gerne am Strand und schaut auf das Meer hinaus, um sich andere Inseln zu betrachten. Aber am liebsten schauen wir auf unsere Insel, denn wir sind uns selbst der liebste Baumeister – wir lieben den Sand, dessen Farbe und wie sich alles anfühlt – so unendlich vertraut. Auf unserer Insel fühlen wir uns sicher. Treibt nun eine andere Insel auf dem Meer vorbei – denn diese Art von Inseln schwimmt – dann gibt es Inseln, die sich wie unsere eigene anfühlen: derselbe Sand, dieselben Farben und auch die Bäume, Tiere, ja sogar die Wege sind gleich. Auf solchen Inseln – bei solchen Menschen – fühlen wir uns wohl und es ist kein Problem, sich auf gemeinsame Ziele und ein gemeinsames Vorgehen zu einigen. Schwierig wird es, wenn die Insel anderen Sand, andere Farben, eine andere Vegetation, Tiere und Wege aufweist. Dort kennen wir uns nicht aus. Fremdes und Fremde aber lassen in uns Ängste und Unbehagen entstehen. Eine Brücke kann zwischen den Inseln nur entstehen, wenn man Gemeinsamkeiten ausmacht – auf irgendeinen gemeinsamen Nenner kommt. Hierfür muss man – egal, wie unterschiedlich die Inseln auch auf den ersten Blick sind, eine Gemeinsamkeit herausarbeiten und diese Gemeinsamkeit leitet sich immer aus dem gemeinsam zu erreichenden Ziel ab. Dieses gilt es zu definieren.

Beispiel:
Ein gutes Beispiel dafür, wie man trotz diametraler Zielsetzungen und verschiedener Motivationen trotzdem für alle Beteiligten eine optimale Lösung erreichen kann, ist folgende Aufgabe.

Ausgangspunkt ist folgende Situation: Es werden drei Teilnehmer ausgewählt, die in ihren zugewiesenen Rollen das optimale Ergebnis in einer fiktiven Verhandlung erreichen sollen. Der erste Teilnehmer ist Eigentümer einer Orangenplantage. Dieser steht kurz vor der Pleite und kann diese nur abwenden, wenn er die letzten 100 Einheiten zu mindestens je 10 € vollständig verkauft. Der zweite Teilnehmer ist Einkäufer einer Saftfabrik. Diese benötigt für einen außerplanmäßigen Auftrag unbedingt den Saft von mindestens 70 Einheiten, besser sogar mehr. Sein Budget beträgt maximal 700 €. Der dritte Teilnehmer ist Einkäufer einer Marmeladenfabrik, der die Schale der Orangen von mindestens 70 Einheiten benötigt, da ebendiese Menge in seinem Unternehmen von einem Schimmel befallen wurde. Auch er muss auf jeden Fall mindestens diese Menge, am besten sogar mehr, zum Preis von maximal 500 € einkaufen, alles andere würde auch den

Ruin seines Unternehmens bedeuten. Da es schon sehr spät in der Saison ist und alle anderen Früchte auf dem Markt bereits verkauft sind, ist dies für alle die letzte Chance. Keiner der drei Teilnehmer weiß zu Beginn die tatsächlichen Ziele und Motivationen der anderen Teilnehmer.

Die Aufgabe ist: Wie kann in Verhandlungen das beste Ergebnis erreicht werden?

Das Experiment zeigt schnell die erste Hürde: Was ist überhaupt das „beste Ergebnis"? Vordergründig sieht es so aus, als ob vielleicht einer der Teilnehmer seine Mindestforderung durchgesetzt bekommt.

Die zweite Hürde sind die limitierten Möglichkeiten. Es scheint unmöglich, dass alle drei mit dem jeweils maximal möglichen Erfolg die Verhandlungen verlassen – und doch gibt es sie: die optimale Lösung.

6.5.3 Der Schlüssel ist die Konzentration auf die Sache und die wahren Ziele

Alle Verhandlungen, die mit Täuschung oder dem Vorspiegeln falscher Ziele und Motivationen versuchten, das Optimum für eine einzelne Person zu erreichen, waren zum Scheitern verurteilt. Der Schlüssel zur Lösung liegt darin, dass sich die handelnden Personen auf die Schnittmenge bei der Erreichung ihrer wirklichen Ziele konzentrieren. Diese Ziele lassen sich wie folgt definieren:

- Plantageneigentümer: Optimum 100 Einheiten zum Preis von je 100 € verkauft
- Einkäufer 1: Optimum 100 Einheiten, mindestens 70 Einheiten zum Preis von maximal 700 €
- Einkäufer 2: Optimum 100 Einheiten, mindestens 70 Einheiten zum Preis von maximal 500 €

Auf den ersten Blick scheint das Erreichen des Optimums für alle drei unmöglich. Der Schlüssel zur Lösung, soviel sei an dieser Stelle schon einmal gesagt, liegt in der Konzentration auf die wahren Ziele und Motivationen der einzelnen Beteiligten. Wenn Sie dieses Szenario gerne erst einmal selbst durchspielen wollen, decken sie die folgende Lösung beim Weiterlesen erst einmal ab.

Lösung

Schaut man sich diese genauer an, stellt man fest, dass Einkäufer 1 nur den Saft der Orangen benötigt, während Einkäufer 2 nur die Schalen benötigt. Kaufen nun beide zu einem Preis von je 100 € jeweils 50 Einheiten, haben alle ihr maximales Ergebnis erreicht.

Der Plantageneigentümer hat alle Einheiten verkauft. Einkäufer 1 hat zwar nur 50 Einheiten zu 500 € gekauft. Allerdings bekommt er zunächst die andere Hälfte der Orangen von Einkäufer 2, der ebenfalls 50 Einheiten zum maximalen Preis von 500 € erstanden hat. Nachdem die Orangen aus der Presse gekommen sind, gehen die Schalen von 100 Einheiten dann an Einkäufer 2.

6.5.4 Karten auf den Tisch!

Die Lösung basiert auf der Harvard-Verhandlungsmethode, die in den 70er Jahren von Professoren eben dieser Hochschule in den USA entwickelt und zum Durchbruch bei den Friedensverhandlungen von Camp David zwischen Israel und Ägypten führten. Eine Leistung, die niemand für möglich gehalten hat und die den Beteiligten sogar den Friedensnobelpreis einbrachte. Der Durchbruch gelang, als die Parteien ihre wahren Ziele und Motivationen auf den Tisch legten und man über die Lösung der tatsächlichen Probleme reden konnte.

Das Schwierige am Brückenbauen ist oft, dass so viele Zäune im Weg stehen. Kommt es zu Konflikten bezüglich vermeintlich unüberbrückbarer Differenzen im Hinblick auf bestimmte Ziele, stehen sich die Beteiligten nicht selten selbst im Weg. Statt offen und wahrheitsgemäß die Ziele und vor allem die dahinterstehenden Motive zu kommunizieren, werden oft – zu vermeintlichen Verbesserung der Verhandlungsposition – falsche Angaben gemacht. Dass dies nicht wirklich zielführend, sondern sogar kontraproduktiv ist, zeigt das vorherige Beispiel sehr deutlich.

6.5.5 Was bedeutet das konkret für die Arbeit als Führungskraft?

Für Führungskräfte heißt dies: Sowohl im Verhältnis zu Vorgesetzten als auch im Umgang mit Mitarbeitern die Karten immer auf den Tisch zu legen – auch wenn es sich am Anfang sehr seltsam anfühlt. Die Stärke einer Verhandlungsposition liegt, ähnlich wie beim Bau von Brücken, nicht in den Forderungen, sondern in den Ansätzen zur optimalen Lösung zur bestmöglichen Umsetzung aller Ziele und Motivationen der beteiligten Personen. Im Fokus steht also immer die Lösung, nie das Problem. Kommt Ihnen das irgendwie bekannt vor?

Nur wenn die Positionen vollständig klar sind, kann man auf dieser Basis Lösungen suchen.

Je verschiedener die beteiligten Personen sind, d. h. je unterschiedlicher die Inseln sind, auf denen sie leben, desto mehr muss sich die Lösung an der Sache orientieren. Jeder Rückgriff auf Persönliches führt zu Irritationen und lässt womöglich jede Lösung unmöglich werden. Die Kunst der Führungskraft liegt in der Fähigkeit, diese zu erkennen und die Lösung sachorientiert zu finden. Je näher sich die Inseln sind oder sogar gleichen, desto einfacher findet man auch außerhalb der Sachebene Lösungen. Fraglich ist jedoch, ob diese qualitativ so gut sind und so lange und dauerhaft halten. Der Friedensvertrag zwischen Israel und Ägypten hat trotz aller Widrigkeiten bis heute Bestand.

John F. Kennedy hat einmal gesagt: „Alle menschgemachten Probleme können auch von Menschen gelöst werden."

"Our problems are man-made, therefore they may be solved by man. And man can be as big as he wants. No problem of human destiny is beyond human beings. The ignorance of one voter in a democracy impairs the security of all."

(John F. Kennedy)

6.5.6 Fakten gegen Fakten und Vertrauen gegen Vertrauen

Erstaunlicherweise funktioniert diese Methode, egal, ob die Gegenseite sich zunächst darauf einlässt oder nicht. Wenn sie folgende vier Stufen konsequent einhalten, wird sich das Gespräch ganz schnell auf die Fakten und damit auf die Lösung des Problems konzentrieren.

1. Das Ergebnis zuerst!
   Präsentieren Sie sofort das von Ihnen angestrebte optimale Ziel und den Korridor, in dem Sie noch akzeptabel eine Lösung sehen.
2. Nehmen Sie Ihr Gegenüber immer ernst und bleiben Sie auf der Sachebene!
   Nehmen Sie Ihr Gegenüber immer beim Wort. Auch wenn Sie wissen, dass er/sie falsche Karten ausspielt, d.h. das Gespräch mit persönlichen Angriffen, überzogenen Forderungen oder falschen Motivationen beginnt. Gehen Sie auf keinen Fall auf persönliche Angriffe ein.
3. Bleiben Sie beharrlich und konzentrieren sich darauf, die scheinbar widerstreitenden Interessen zu einer größtmöglichen Entfaltung zu bringen. Argumentieren Sie nie persönlich, sondern immer auf der Sachebene!

Eine solche Form der Gesprächsführung schafft eine Menge Vertrauen und die größte Chance auf einen für alle bestmöglichen Ausgang von Konflikten und Kontroversen. Als Führungskraft sollten Sie bei den Lösungsansätzen keine vorschnellen Zäune bei der Lösung aufstellen.

6.5.7 Die besten Lösungen sind wie ein Wettkampf im Waldorfkindergarten

Camp David hat es gezeigt und auch das Orangenexperiment beweist: Die besten Lösungen kennen keine Verlierer. Insbesondere in Teams kann ein stabiles Miteinander nur aufrechterhalten werden, wenn man sich nicht als Verlierer fühlt. Eine Auseinandersetzung, in der auch nur einer mit dem Gefühl herausgeht, dass er für sich nicht das Optimum erreicht hat, wird schnell in die nächste Auseinandersetzung führen. Gibt es in Teamauseinandersetzungen einen Gewinner, wird es auf Dauer keinen Frieden geben. Nur Brücken, die unterschiedliche Ziele und Motivationen verbinden, schaffen eine Situation, in der sich die Inselbewohner trauen, sich gegenseitig am Strand zu besuchen.

6.6 Blauhelm, Blitzableiter und Boxbeutel – Umgang mit schwierigen und handgreiflichen Patienten, Angehörigen und Kollegen

Nicht immer gelingt es auf Anhieb, Brücken zu bauen. Manchmal verweigern sich Menschen auch und blocken jede Handreichung für ein gütliches Miteinander ab. Die Gründe hierfür sind sehr verschieden. Die einen können es nicht, weil sie psychisch so disponiert sind, dass sie für ein soziales Miteinander nicht geeignet sind. Andere können aufgrund einer extremen Situation kein adäquates Verhalten an den Tag legen.

Immer wieder sind Führungskräfte – insbesondere Stationsleitungen – gesuchte Gesprächspartner von enttäuschten Patienten und Patientinnen, Angehörigen, Kolleginnen und Kollegen die ihren Ärger, ihre Ängste oder ihre Beschwerden loswerden wollen. Dabei wird die Führungskraft oft mit aggressiven, verbalen Attacken konfrontiert. Wie entwickelt man nun einen gesunden und professionellen Automatismus, um mit solchen Situationen umzugehen.

Die Diplom-Psychologin Marion Sonnenmoser beschreibt im Ärzteblatt (Sonnenmoser 2017), dass sich die meisten Patienten – genau wie das Pflegepersonal und Ärzte auch – in einer Ausnahmesituation befinden; dies gilt in natürlich auch für ihre Angehörigen.

Patienten haben Schmerzen und stehen ggf. unter dem Einfluss von starken Medikamenten; sie und ihre Angehörigen haben Angst, sind aufgewühlt, überfordert, gestresst und besorgt oder stehen unter Schock. Schnell entsteht so das Gefühl, ausgeliefert zu sein, da das Pflegepersonal wenig Zeit hat, jeden Patienten und die Angehörigen umfassend zu informieren und sie in dieser schwierigen Situation adäquat aufzufangen. Dies führt dazu, dass sich die Betroffenen ungerecht behandelt oder benachteiligt fühlen; lange Wartezeiten entnerven zusätzlich. Mit anderen Worten: der Grund für Stress aufseiten von Patienten und Angehörigen ist das Gefühl einer Unterlegenheit – nicht auf Augenhöhe mit dem Pflegepersonal zu sein.

Ähnliche psychische Ausnahmesituationen erleben auf der anderen Seite auch das Pflegepersonal und die Ärzte. Auch sie fühlen sich getrieben und der Situation ausgeliefert. Der Zeitmangel und der Stress zerrt auch an ihrem Nervenkostüm. Auch sie fühlen sich immer häufiger als Getriebene, die nicht beeinflussen und nur noch so gut es eben geht reagieren können. Dies ist eine fatale Situation – auf beiden Seiten. Immer, wenn die Psyche sich als Opfer einer Situation sieht, entsteht Stress und Aggression.

Die gute Nachricht: In dem Grund für das Problem liegt auch die Lösung.

6.6.1 Was man als Führungskraft tun kann

Die einfachste Art, Aggressionen vorzubeugen, ist, ein Gefühl der gegenseitigen Wertschätzung herzustellen. Dies erscheint insbesondere in Stresssituationen besonders schwierig – allerdings wirkt es und es ist auf den zweiten Blick auch gar nicht schwierig.

Erster Schritt: Information

Eine der wichtigsten Ursachen für Aggression ist fehlende Information. Dies gilt sowohl für Patienten, Angehörige aber auch die Pflege selbst. Oft reicht eine kurze Information (die in der Regel nicht länger als 30 s dauert) aus, um eine Situation zu entschärfen. Achten Sie als Führungskraft darauf, dass ihre Mitarbeiter Patienten immer diejenigen Informationen geben, dass diese jederzeit wissen, was mit ihnen geschieht, wann es geschieht, wer was mit ihnen macht und warum. Geben Sie dem Patienten eine Aufgabe, wie er selbst etwas tun kann, um die Situation zu verbessern. Gleiches gilt auch für Angehörige. Zum Nichtstun verdammt zu sein, ist eine Folter für die Psyche und wirkt traumatisch.

Dasselbe gilt natürlich auch für die eigenen Mitarbeiter. Versetzen Sie jeden einzelnen in die Lage, die Situation, so hektisch und schlimm sie ist, überblicken zu können, erklären sie Ursachen und – das ist das Wichtigste – zeigen sie auf, was jeder tun kann, um der Situation Herr zu werden.

Sollte es trotzdem dazu kommen, dass die Situation weiter eskaliert, empfiehlt die Kassenärztliche Vereinigung Berlin folgende Schritte, um Gefahr zu deeskalieren und sich vor Gewalt zu schützen:

- Ruhe bewahren

Keine Panik in brenzligen Situationen aufflammen lassen. Im Gegenteil: ruhig bleiben und sich selbstbewusst verhalten. Der Blickkontakt zum Patienten oder Kollegen sollte gehalten werden.

- Freundlich, aber bestimmt sprechen

Im Gespräch mit aufgebrachten Patienten oder Kollegen ist es wichtig, positive Worte zu wählen, aber unangebrachtes Verhalten deutlich anzusprechen. Dabei sollten weder die Patienten noch die Mitarbeiter oder Kollegen auf keinen Fall herabgewertet, bedroht oder provoziert werden.

- Unterstützung holen

Auf keinen Fall sollte man in einer brenzligen Situation, die droht handgreiflich zu werden oder droht, auf andere Art vollständig außer Kontrolle zu geraten, allein bleiben. Führungskräfte sollten sich umgehend Unterstützung suchen und eine weitere Mitarbeiterin oder einen anderen Kollegen bzw. eine andere Kollegin zu sich holen. Eine personelle Überlegenheit kann in solchen Fällen helfen, Schlimmeres zu verhindern.

6.6.2 … wenn die Fäuste fliegen

Körperliche Gewalt ist in Pflegeberufen nicht an der Tagesordnung, kommt aber trotzdem immer wieder vor. Wenn es also zu physischen Auseinandersetzungen kommt, gilt für die Führungskraft, wie für jeden Mitarbeiter:

- Sich der Situation entziehen

Schnellstmöglich versuchen, den Raum zu verlassen – Gegenstände oder Unterlagen sind in der Situation unwichtig.

- Auf sich aufmerksam machen

Um Hilfe rufen und die Polizei hinzuziehen. Diese kann gegebenenfalls direkt eine Anzeige aufnehmen.

- Ein Hausverbot aussprechen

Gewalttätige Patienten oder Angehörige können auf Dauer aus der Einrichtung entfernt und ferngehalten werden. Dies sollte auch zum Eigenschutz geschehen. Mitarbeiter, die sich auf besondere Weise inadäquat verhalten, sollten neben einer Abmahnung oder ggf. fristlosen Kündigung, auch der Einrichtung verwiesen werden.

6.6.3 … nach dem Sturm

Jeder persönliche Angriff hinterlässt auf die eine oder andere Art und Weise Spuren. Ständige Angriffe können auf Dauer traumatisch werden, deshalb ist nach schweren Übergriffen immer eine individuelle oder kollektive Aufarbeitung notwendig.

Als Führungskraft erfüllen Sie allerdings nicht die Aufgabe eines Psychologen oder Psychiaters. Hierfür sind die wenigsten ausgebildet. Darüber hinaus würde ein solcher Versuch auch jeden zur Verfügung stehenden zeitlichen Rahmen sprengen. Eine Führungskraft sollte erkennen, wann ihre Grenzen erreicht sind und dann die nächsten Schritte zu einer professionellen Hilfe einleiten. Diese Hilfestellung ist kein kollegialer Gefallen, sondern eine Verpflichtung.

Diese Verpflichtung erwächst aus dem besonderen Gebot des Arbeitgebers, möglichen Schaden während der Arbeitszeit von seinen Arbeitnehmern abzuwenden. Um dieser Arbeitgeberfürsorgepflicht gerecht zu werden, ist der Arbeitgeber auf die jeweiligen Führungskräfte angewiesen.

Literatur

Bengel, I; Lyssenko L.: Resilienz und psychologische Schutzfaktoren im Erwachsenenalter. Köln: BzgA; 2012
Kalisch R, Müller MB, Tüscher O.: A conceptual framework for the neurobiological study of resilience. Behav Brain Sci 2015; 38: e92, 2015
Nash, John Forbes: Non-cooperative games; Dissertation, Princeton University 1950
Earvolino, Ramirez M. Resilience: a concept analysis. Nurs Forum 2001:42:13–82., 2001

Literatur

Focus: Studie schlägt Gen-Z-Alarm! Fast jeder Zweite denkt an schnelles Job-Aus; https://www.focus.de/finanzen/news/wechselwillig-wie-nie-fast-jeder-2-denkt-an-schnelles-job-aus-kuendigungs-alarm-bei-der-gen-z_id_260692285.html; veröffentlicht k.A., heruntergeladen: 26.03.2025

Janson, Matthias: Junge favorisieren AfD und Linke, Alte die Union; https://de.statista.com/infografik/33994/stimmenanteile-bei-der-bundestagswahl-2025-nach-altersgruppen/; eingestellt: 24.02.2025; heruntergeladen: 24.03.2025

Kunzler, Angela; Skoluda, Nadine; Nater, Urs M.: Die Bedeutung von Resilienzfaktoren für pflegende Angehörige von Demenzpatienten – eine Übersicht zu ausgewählten Faktoren, Psychother Psych Med 2018; 68: 10-21, 2018

Schnetzer, Simon: Wie wichtig ist der Generation Z Umwelt- und Klimaschutz?; https://www.simon-schnetzer.com/blog/die-generation-z-und-nachhaltigkeit-fakten-und-hintergruende; veröffentlicht: 2025, heruntergeladen: 26.03.2025

Schönhöfer, Petra: Generation Z – Nichts ist wichtiger als die Familie; https://landesfamilienrat.de/generation-z-nichts-ist-wichtiger-als-die-familie/; veröffentlicht: 02.2022; heruntergeladen: 25.03.2025

Schwarzmüller, Tanja, Brosi, Prisca; Welpe, Isabell M.: Führung 4.0 – Wie die Digitalisierung Führung verändert, Heidelberg, 2017

Statista: Junge favorisieren AfD und Linke, Alte die Union; https://de.statista.com/infografik/33994/stimmenanteile-bei-der-bundestagswahl-2025-nach-altersgruppen/; veröffentlicht: 24.02.2025; heruntergeladen: 26.03.2025

Sonnenmoser, Marion: Der schwierige Patient: Aggressivität und Gewalt – Der Respekt nimmt ab; https://www.aerzteblatt.de/archiv/der-schwierige-patient-aggressivitaet-und-gewalt-der-respekt-nimmt-ab-e88250e0-5107-4964-9819-ab40c89e2a16; veröffentlicht: 10.2017; heruntergeladen: 23.03.2025

Swirski Katharina: „Pflege ist nicht gleich Pflege": Neue Studie erfasst psychische Belastung von Pflegekräften, https://www.openpr.de/news/1063699/Pflege-ist-nicht-gleich-Pflege-Neue-Studie-erfasst-psychische-Belastung-von-Pflegekraeften.html, veröffentlicht: 10.10.2019, heruntergeladen: 23.05.2025

Techniker Krankenkasse: Gesundheitsreport 2019, https://www.tk.de/resource/blob/2059766/2ee52f34b8d545eb81ef1f3d87278e0e/gesundheitsreport-2019-data.pdf; veröffentlicht. 2019, heruntergeladen: 23.05.2025

Werner EE, Smith, R.: Journeys from childhood to midlife: risk, resilience, and recovery. Ithaca, New York, 2001

Wunderlin, Nikolas: Motivationsmodel GenZ – Motivation der Generation Z in der Arbeitswelt. Hrsg.: WME know and learn, Lörrach, 2021

7. Alles, was Recht ist – Das juristische Einmaleins der Führungskraft

Zusammenfassung

Das Arbeitsleben in Deutschland ist vollständig verrechtlicht und so spielen neben den medizinisch-fachlichen auch rechtliche Aspekte eine wichtige Rolle. Dieses Kapitel beschäftigt sich pointiert mit wichtigen arbeits-, datenschutz- und persönlichkeitsrechtlichen Regelungen und wie sie in der täglichen Arbeit Berücksichtigung finden müssen.

7.1 ... und täglich grüßt das Murmeltier - Arbeitszeiten und Dienstpläne

Eine wichtige Aufgabe der Stations- oder Pflegedienstleitung ist die Erstellung der Dienstpläne. Die Planung erfolgt in den meisten Häusern über eine eigene Software und muss insbesondere die Qualifikation und Aufgabe der Mitarbeiter, deren individuelle Ist-/Soll-Arbeitszeiten sowie Überstunden, Besonderheiten bei Feiertags- und Wochenenddiensten sowie vom Plan abweichenden Änderungen berücksichtigen. Um der Fürsorgepflicht gerecht zu werden und für ein möglichst gutes Betriebsklima zu sorgen, sollte bei Dienstplanerstellung darauf geachtet werden, dass ungünstige Schichtwechsel und lange „Rutschen" vermieden werden. Hier kann z. B. ein „Wunschbuch" für den nächsten Plan ausgelegt werden, in dem die Mitarbeiter Wünsche bzgl. bestimmter Schichten eintragen können.

Neben den organisatorischen Anforderungen sind außerdem noch eine Anzahl von rechtlichen Vorgaben zu beachten, die insbesondere den Schutz der Arbeitnehmerinnen und Arbeitnehmer sicherstellen sollen.

7.1.1 Höchstarbeitszeiten

Grundsätzlich ist die tägliche Höchstarbeitszeit für Pflegekräfte auf maximal acht Stunden begrenzt (§ 3 Abs. 1 Arbeitszeitgesetz (ArbZG)). Hiervon kann aber abgewichen werden. In Ausnahmefällen sind auch bis zu 10 h pro Tag möglich, wenn die durchschnittliche Arbeitszeit innerhalb von sechs aufeinanderfolgenden Monaten acht Stunden nicht übersteigt, § 3 Abs. 2 ArbZG.

7.1.2 Ruhepausen

Wichtig ist auch, dass die gesetzlich vorgegebenen Ruhepausen und Ruhezeiten eingeplant werden. Beträgt die tägliche Arbeitszeit zwischen sechs und neun Stunden, muss man mindestens 30 min Pause berücksichtigen; bei über neun Stunden sind es 45 min (§ 4 Satz 1 ArbZG). Jede Pause muss dabei wenigstens 15 min am Stück betragen, kürzere Zeitspannen zählen nicht als adäquate Pause (§ 4 Satz 2 ArbZG). Außerdem gilt eine Pause nur als Pause, wenn die Arbeit komplett niedergelegt wird und man auch nicht für eine Rufbereitschaft zur Verfügung stehen muss. Hierüber können viele Pflegekräfte nur müde lächeln, da die Praxis an vielen Tagen nicht einmal Zeit für ein Butterbrot im Stehen lässt.

7.1.3 Ruhezeiten

Im Gegensatz zu den Ruhepausen während der Arbeitszeit beziehen sich die Ruhezeiten auf die arbeitsfreie Zeit zwischen den Diensten. Grundsätzlich gibt es hier eine elfstündige Ruhepflicht (§ 5 ArbZG). Für die Pflege gilt jedoch, dass diese um bis zu einer Stunde reduziert werden kann, sofern diese Zeit innerhalb von vier Wochen nachgeholt wird (§ 5 Abs. 2 ArbZG). Für Pflegekräfte in Rufbereitschaft kann die Verkürzung der Ruhezeit sogar bis zu 50 % betragen. Auch hier hat die Nachholung im selben Zeitraum zu erfolgen (§ 5 Abs. 3 ArbZG).

7.1.4 Nachtdienste

Für Nachtdienste (also Tätigkeiten zwischen 23 und 6 Uhr gem. ArbZG; ggf. abweichende Regelungen in unterschiedlichen Häusern möglich) gelten zunächst einmal die gleichen Vorgaben wie für den Tagdienst; grundsätzlich acht Stunden am Stück (§ 6 Abs. 1 Satz 1 ArbZG) und nur in Ausnahmefällen bis zu zehn Stunden (§ 6 Abs. 2 Satz 2 ArbZG). Allerdings muss der Ausgleich schon innerhalb von vier Wochen (statt sechs Monaten) erfolgen (§ 6 Abs. 2 Satz 2 ArbZG). Wer eine Nachtschicht absolviert, hat außerdem das Recht auf einen freien bezahlten Tag oder einen Zuschlag auf das während dieser Zeit gesammelte Bruttoentgelt (§ 6 Abs. 5 ArbZG).

7.1.5 Wochenenddienste, Sonntagsdienste und Feiertagsdienste

Da die Patientenbetreuung während Feiertagen nicht einfach ausgesetzt werden kann, gibt es für Dienste an Wochenenden sowie an Sonn- und Feiertagen spezielle Festlegungen vom Gesetzgeber (§ 10 ArbZG). Jede/r Angestellte/r in der Pflege sollte demnach mindestens 15 Sonntage im Jahr und zwei ganze Wochenenden in jedem Monat frei haben (§ 11 Ab. 1 ArbZG). Geleistete Sonntagsarbeit muss innerhalb von 14 Tagen durch einen Ersatzruhetag ausgeglichen werden (§ 11 Abs. 3 Satz 1 ArbZG). Die offiziellen Feiertage am 24. und am 31. Dezember gelten in der Pflege als "halbe" Arbeitstage, also quasi als Vier-Stunden-Tag. Das ist aber nicht so ganz mit der Schichtlänge vereinbar, weshalb an diesen Tagen trotzdem acht Stunden gearbeitet wird. Diese Feiertagsarbeit sollte durch einen Ersatzruhetag innerhalb von acht Wochen wieder ausgeglichen werden. Wie besondere Regelungen in einem Tarifvertag maximal aussehen können, regelt § 12 ArbZG.

7.1.6 Mutterschutz und Jugendschutz

Schwangere genießen den Schutz des MutterSchG vor (mind. 6 Wochen) und nach der Entbindung (mind. 8 Wochen), dürfen aber nach eigenem Ermessen weiterarbeiten (§ 3 Mutterschutzgesetz; MuSchG 2017).

Arbeitnehmer/innen unter 18 Jahren dürfen lediglich in Ausnahmesituationen an Wochenenden und Feiertagen arbeiten (§§ 16,17,18 Jugendarbeitsschutzgesetz; JuArSchG). Tun sie das, muss die Zeit bereits innerhalb derselben oder der folgenden Woche ausgeglichen werden. Die Arbeitszeit ist außerdem auf achteinhalb Stunden täglich und 40 h pro Woche begrenzt. Den Jugendlichen stehen 30 min bei einer Arbeitszeit von vier bis sechs Stunden und 60 min bei mehr als sechs Stunden zu (§ 11 JuArSchG).

7.1.7 Verbindlichkeit des Plans und Fristen

Ein einmal veröffentlichter Dienstplan ist für alle Beteiligten verbindlich. Lediglich geplante Freizeitausgleiche können in Ausnahmefällen widerrufen werden (ArbG Berlin 28. Kammer, 05.10.2012 – 28 Ca 10243/12); genehmigter Urlaub ist tabu (BAG Urteil, 19.05.2009 – 9 AZR 433/082). Natürlich wird hiervon in der Praxis oft abgewichen. Allerdings sollte man als Führungskraft immer die Rechtsprechung im Hinterkopf haben.

Ein Dienstplan – egal ob für einen Monat oder ein Jahr – muss für alle Beteiligten mindestens vier Tage vor Einsatzstart (d.h. dem Tag, an dem der Plan in Kraft tritt) veröffentlicht werden. Das gilt auch für jede Änderung oder bei spontan notwendig gewordenen Überstunden. Wann genau vor Inkrafttreten ein

Dienstplan veröffentlicht werden muss, gibt es per Gesetz nicht. Hierzu gibt es aber nicht selten betriebliche oder vertragliche Regelungen (ArbG Berlin 28. Kammer, 05.10.2012 – 28 Ca 10243/12).

7.2 Wenn die Tochter anruft – Datenschutz in der täglichen Arbeit

Die Arbeit in der Pflege ist bestimmt vom Umgang mit hochsensiblen und persönlichen Daten der Patienten und Pflegebedürftigen. Der Schutz von Daten ist zum einen die Basis für eine vertrauensvolle Zusammenarbeit zwischen Pflege, Ärzten, Patienten, Angehörigen, Ämtern und Laboren. Jeder soll darauf vertrauen, dass wichtige Informationen bei demjenigen verbleiben, dem sie anvertraut wurden. Aus diesem Grund sind die Erhebung, Speicherung, Verarbeitung und Nutzung von Daten auch umfassend gesetzlich geregelt. Die Kenntnis dieser Regelung ist für jeden Mitarbeiter in der Pflege vorgeschrieben – aber selten im erforderlichen Maß vorhanden. Dies ist deshalb kritisch, weil die Verletzung von Regelungen zum Schutz von Daten nicht nur mit hohen Bußgeldern (bis zu 20 Mio EUR, Art 83 DSGVO), sondern sogar mit Freiheitsstrafe geahndet wird. Für Führungskräfte ist deshalb der sichere Umgang mit den Anforderungen zum Schutz von Daten von besonderer Wichtigkeit, denn sie werden immer wieder korrigierend oder präventiv eingreifen und den richtigen Umgang mit Daten erklären müssen. Dies gilt umso mehr, als Unwissenheit nicht vor Strafe schützt. Niemand kann sich dadurch entschuldigen, von einer entsprechenden Regelung nichts gewusst zu haben.

Zentrale Vorschrift für den Datenschutz ist die Datenschutz-Grundverordnung – DSGVO (kurz „DSGVO" 2016). Die DSGVO hat den Umgang mit Daten europaweit standardisiert und vereinheitlicht. Die Erhebung, Verarbeitung, Nutzung und Speicherung personenbezogener Daten dürfen ausschließlich nach den Grundsätzen:

- Treu und Glauben,
- Transparenz,
- Zweckbindung,
- Datenminimierung,
- Rechtmäßigkeit,
- Speicherbegrenzung,
- Vertraulichkeit und Integrität sowie
- Rechenschaftspflicht

erfolgen. Das regeln die gesetzlichen Vorschriften in Art. 5 DSGVO.

Neben der DSGVO existiert noch das neue Bundesdatenschutzgesetz (BDSG), das die DSGV ergänzt und nur dort Anwendung findet, wo die DSGV Regelungslücken gelassen hat. Der Schutz der Daten ist darüber hinaus noch durch verschiedene andere Gesetze und Vorschriften reglementiert.

Welche Regelungen gelten, hängt davon ab, wie die Pflegeeinrichtung rechtlich aufgestellt ist:

- Ist der Träger öffentlich-rechtlich (zum Beispiel Stadt, Gemeinde, Landkreis), gilt die europäische Datenschutz-Grundverordnung.
- Ist der Träger privat-rechtlich (zum Beispiel im Fall einer GmbH), gilt die EU-Datenschutz-Grundverordnung in Verbindung mit dem Bundesdatenschutzgesetz.
- Bei einem kirchlichen bzw. diakonischen Träger gilt für evangelische Einrichtungen das Kirchengesetz über den Datenschutz der evangelischen Kirche. Einrichtungen der katholischen Kirche stützen sich auf die Anordnung über den kirchlichen Datenschutz.

Entscheidend ist, dass Führungskräfte selbst ein Bewusstsein dafür entwickeln, dass sie tagtäglich mit personenbezogenen Daten zu tun haben, diese besonders zu schützen sind und dieses an ihre Mitarbeiter weitergeben. Eng mit dem Datenschutz verknüpft sind insbesondere die Schweigepflicht sowie Regelungen zur Einsichtnahme von Pflegedokumentationen.

Im Pflegealltag sind folgende Situationen von besonderer Datenschutzrelevanz:

- in der Einrichtung geführte Gespräche zwischen Mitarbeitern vor allem im Beisein von Dritten,
- Gespräche mit Angehörigen, Freunden und Bekannten des Pflegebedürftigen,
- telefonische Auskünfte,
- der Umgang mit Daten auf dem Computer (Ein- und Ausloggen),
- die Verwendung von Plantafeln, Flipcharts und Whiteboards,
- auf dem Schreibtisch / im Stationszimmer befindliche Unterlagen und
- der Transport von Daten und Akten.

Tipps für die Praxis
Um Datenschutzverstößen vorzubeugen, sollte das Team von Anfang an darauf trainiert werden, dass sich keine Besucher oder fremde Personen im selben Zimmer oder in unmittelbarer Nähe aufhalten. Türen sind bei vertraulichen Gesprächen zu schließen.

Wichtig ist, dass die Schweigepflicht auch gegenüber Angehörigen, Bekannten, Freunden und Besuchern der pflegebedürftigen Person gilt; ebenso für Mitarbeiter und allen anderen, die nicht unmittelbar mit der Pflege betraut sind. Eine Ausnahme besteht lediglich dann, wenn die pflegebedürftige Person schriftlich oder mündlich von ihrer Schweigepflicht entbindet.

Der Raum, in dem sich Computer befinden, muss bei Verlassen immer verschlossen werde. Besucher und andere Unbefugte dürfen ihn nicht betreten. Computer müssen mit einem sicheren Passwort geschützt und nach Beendigung der Arbeit umgehend gesperrt werden. Externe Speichermedien, wie USB-Sticks, CDs oder Festplatten müssen auch eingeschlossen gelagert werden. Bei einer Reparatur müssen vorher alle Speichermedien entfernt und sicher gelagert werden.

Datenversand über das Internet (z. B. an Krankenkassen) muss immer verschlüsselt erfolgen.

Das Betriebssystem der Computer wird mithilfe von Updates auf dem neuesten Stand gehalten. Bei unvorhergesehenen Ereignissen, zum Beispiel einem Virus oder einem entsprechenden Verdacht, wird umgehend der Datenschutzbeauftragte zu Rate gezogen. Mails von unbekannten Absendern dürfen auf keinen Fall geöffnet werden.

Whiteboards, Metaplanwände, Tafeln oder Pinnwände zum Zweck der gegenseitigen Information dürfen nicht von außen (zum Beispiel durch Fenster oder Türen von Besuchern und anderen Unbefugten einsehbar sein. Nach Beendigung der Arbeit sind die Tafeln von den Nutzern zu säubern oder blickdicht abzudecken. Unbefugten ist der Zugriff auf diese Informationen nicht gestattet. Für Besucher darf dieser Raum nicht zugänglich sein.

Werden personenbezogene Daten beim Krankentransport oder im Rahmen der ambulanten Pflege mitgeführt, sind folgende Verhaltensregeln zu beachten:

- Die Unterlagen dürfen zu keiner Zeit einsehbar sein und müssen vor unbefugtem Zugriff geschützt sein.
- Werden Pflegeakten z. B. in die Wohnung des Pflegebedürftigen mitgenommen, dürfen diese nie unbeaufsichtigt bleiben.
- Im Pflegealltag sind beim Austausch der Informationen zwischen Mitarbeitern des Pflegedienstes ausschließlich essenzielle Informationen weiterzugeben. Andere Personen dürfen keinen Zugriff erhalten.

7.2.1 Auskunftsrechte und -pflichten

Immer wieder kommt es vor, dass Patienten einen Blick in ihre Akten werfen oder diese im Ganzen ausgehändigt haben wollen. Tatsächlich haben sie gem. Art. 15 DSGVO das Recht von Verantwortlichen eine Auskunft darüber zu erhalten, ob Daten verarbeitet werden und eine Kopie von Auszügen oder vollständigen Akten zu erhalten.

Das Recht auf Auskunft umfasst dabei

- den Zweck Datenspeicherung und -verarbeitung,
- die Art (Kategorie) der verwendeten Daten (z. B. Gesundheitsdaten),
- den Empfänger der Daten und welche Daten konkret ausgehändigt wurden bzw. werden,
- die Dauer der Speicherung der Daten,
- die Herkunft der Daten, sofern sie nicht bei dem Betroffenen selbst erhoben wurden.

7.2.2 Umsetzung des Datenschutzes: Tipps und Training

Datenschutz und das Verständnis für den Umgang mit sensiblen Informationen ist sehr trainingsintensiv und muss immer und immer wieder geübt werden, bis es zu einem Selbstverständnis bei allen Beteiligten wird.

7.3 Wenn alles zu viel wird – Überlastungs- und Gefährdungsanzeige

Eines der wichtigsten und am wenigsten seriös diskutierten rechtlichen Problemfelder ist das der Überlastungs- bzw. Gefahrenanzeige. Für die meisten Mitarbeiter, die dieses Instrument überhaupt kennen, ist es lediglich das letzte „Nachtreten", wenn man ohnehin schon die Entscheidung zur Kündigung getroffen hat. Vielen Führungskräften ist es ein Horror, weil sie in der Überlastungs-/Gefährdungsanzeige eine schriftliche Dokumentation ihres persönlichen Versagens und einen Angriff auf ihre Person sehen. Beides ist weder rechtlich noch tatsächlich richtig.

Viele Angehörige der Pflegeberufe sind schon einmal in eine Situation gekommen, in der sie allein eine viel zu große Anzahl von Patienten versorgen mussten. Wäre es in so einer Situation zu mehr als einem Notfall gekommen, wäre mit an Sicherheit grenzender Wahrscheinlichkeit mindestens ein Patient nicht versorgt worden.

Darüber hinaus glaubt jeder zweite Beschäftigte, dass er seinen Job unter den derzeitigen Bedingungen nicht bis zur Rente ausüben kann; in Gesundheitseinrichtungen sind es über 75 % der Krankenpfleger/innen und 67 % der Altenpfleger/innen (VERDI 2024). In der Regel ist dies das Ergebnis struktureller Defizite, die nicht selten auch punktuell zu gefährlichen Situationen führen. In diesen Fällen ist es wichtig, dass der Arbeitgeber durch eine Überlastungs- bzw. Gefährdungsanzeige darauf aufmerksam gemacht wird. Dieser Hinweis auf Missstände ist wichtig, damit der Arbeitgeber seinen Verpflichtungen aus seiner Fürsorgepflicht nachkommen kann (Winkler k.A.).

An dieser Stelle muss auch gleich mit einem anderen weit verbreiteten Pflegemythos aufgeräumt werden. Eine Überlastungsanzeige ist kein Anschwärzen oder ein Nachtreten, sondern ein wichtiges Instrument zur Gefahrenabwehr. Im Gegenteil ist eine Gefahrenanzeige notwendig, um zivilrechtliche Haftung und strafrechtliche Verfolgung im Falle eines wirtschaftlichen Schadens oder sogar dem Zuschadenkommen einer Person zu entgehen (Winkler k.A.).

Der Hintergrund einer Gefährdungsanzeige ist folgender: Grundsätzlich sind Arbeitgeber verpflichtet, die Arbeit gefährdungsfrei zu organisieren. Sie müssen dafür sorgen, dass die Gesundheit der Patienten aber auch der Beschäftigten nicht gefährdet wird. Diesen Pflichten kommt der Gesetzgeber durch entsprechende organisatorische Maßnahmen nach. Solange er nichts Gegenteiliges erfährt, kann er davon ausgehen, dass seine Organisation ausreicht, Schaden in jedweder

Form abzuwenden. Und genau hier kommen nun die Mitarbeiter ins Spiel: Das Arbeitsschutzgesetz verpflichtet Beschäftigte ausdrücklich, den Arbeitgeber dabei zu unterstützen, den Gesundheitsschutz am Arbeitsplatz zu gewährleisten. Mängel müssen dem Arbeitgeber und auch dem Betriebsarzt und der Fachkraft für Arbeitssicherheit mitgeteilt werden (§ 16 Abs 1 und Abs. 2 Arbeitsschutzgesetz). Auch daraus ergibt sich schon für Beschäftigte, erst recht für Führungskräfte, die Pflicht, Überlastungen und Gefährdungslagen gegenüber dem Arbeitgeber aufzuzeigen (Winkler k.A.).

7.3.1 Wie muss eine Überlastungsanzeige abgefasst werden?

Ziel einer Überlastungsanzeige ist zum einen, auf organisatorisch Missstände aufmerksam zu machen und diese abzustellen.

Hierzu ist es notwendig, eine schriftliche Überlastungsanzeige/Gefährdungsanzeige an den Arbeitgeber bzw. unmittelbaren Vorgesetzten zu senden, dass die ordnungsgemäße Erfüllung der Arbeitsleistung in einer konkret zu beschreibenden Situation nicht erbracht werden kann und dass dadurch Schäden zu befürchten sind. Grundsätzlich sollte die Anzeige auf dem Dienstweg erfolgen und sowohl an den Vorgesetzten als auch die Geschäftsführung gerichtet sein. Auch der Betriebsrat kann in cc genommen werden. Ist mehr als eine Person von der Gefahrensituation betroffen, kann es sinnvoll sein, die Gefährdungsanzeige im Namen der ganzen Gruppe zu verfassen.

Bezüglich der Form gibt es keine gesetzlichen Vorschriften. Es ist allerdings ratsam darauf zu achten, dass die folgenden Inhalte Berücksichtigung finden.

Entscheidend ist, dass die kritische Situation ausführlich beschrieben wird, zu welchem Zeitpunkt sie auftritt und welche organisatorischen Defizite hierfür verantwortlich sind (z. B. ungeplanter Personalausfall, erhöhter Arbeitsanfall etc.). Gibt es Zeugen oder die Anzeige stützende Unterlagen, sollten diese beigefügt werden. Bei komplizierten Sachverhalten macht es durchaus Sinn und es ist auch legitim, vorab Rat bei einem Anwalt oder dem Betriebsrat einzuholen.

Für den Arbeitgeber bedeutet der Eingang einer Überlastungsanzeige/Gefährdungsanzeige, dass diese unverzüglich geprüft und ggf. die Organisation so angepasst wird, dass die Gefahr behoben ist.

7.3.2 Handeln in akuten Überlastungssituationen

Tritt eine plötzliche und unvorhergesehene Überlastungs- oder Gefahrensituation auf und kommt es zu einem Personen- oder Sachschaden, kann eine nachträglich abgefasste Überlastungszeige den Mitarbeiter nicht mehr vor zivilrechtlichen oder strafrechtlichen Folgen schützen. In solchen Fällen bedarf es immer eines zweistufigen Vorgehens.

Erste Stufe: Beseitigung der akuten Gefahrensituation.

In der ersten Stufe muss der Mitarbeiter oder die in Kenntnis gesetzte Führungskraft unmittelbar die Gefahr für Leib und Leben sowie für Sachgüter beseitigen. Sollte sie dies nicht allein bewerkstelligen können, muss sie nach der einschlägigen Rechtsprechung jede mögliche Hilfe – auch von extern – in Anspruch nehmen. Die Gerichte sind sich einige, dass je größer die Gefahr und je wichtiger das gefährdete Rechtsgut, desto unkonventioneller die Rettungsversuche sein müssen. Ausdrücklich wird vonseiten der Gerichte und Staatsanwaltschaft immer wieder auf die Möglichkeit verwiesen, die 110 oder 112 anzurufen und um Unterstützung zu bitten. Solche extremen Situationen sind kein Einzelfallmehr (Schöneck 2024). Unterlässt der Mitarbeiter oder die Führungskraft dies, ist im Falle eines Schadens eine zivilrechtliche oder strafrechtliche Verfolgung sicher.

Zweite Stufe: Gefährdungs- oder Überlastungsanzeige

Erst in der zweiten Stufe, nachdem Menschen und Sachen außer Gefahr sind, kann und muss eine entsprechende Anzeige abgefasst werden.

7.3.3 Eine Überlastungs- oder Gefährdungsanzeige ist kein Grund für eine Abmahnung

Das Landesarbeitsgericht Niedersachsen hat in seinem Urteil vom 12.09.2018 (Az. 14 Sa 140/18) klargestellt, dass Arbeitnehmer berechtigt sind, Gefährdungsanzeigen zu stellen, wenn sie subjektiv eine Gefahrenlage wahrnehmen. Eine Abmahnung wegen einer solchen Anzeige ist rechtswidrig. Eine solche wird mit an Sicherheit grenzender Wahrscheinlichkeit von den Arbeitsgerichten einkassiert.

Beschäftigte wegen einer Gefährdungs- oder Überlastungsanzeige unter Druck zu setzen ist ein Schuss, der ganz schnell nach hinten losgehen kann. Ein solches Verhalten kann ebenfalls zu zivilrechtlichen Ansprüchen des Arbeitgebers (z. B. Schmerzensgeld) oder sogar zu strafrechtlichen Konsequenzen führen (z. B. wegen Nötigung).

Unabhängig davon ist ein unnötiger Rechtsstreit immer ein äußerst unangenehmes Unterfangen, dass am Ende nur Kosten und ein schlechtes Renommee schafft.

Als Führungskraft sollten sie Überlastungsanzeigen mit dem notwendigen Ernst und als Chance annehmen, die Organisation zum Wohle aller weiterentwickeln zu können. Eine solche Anzeige sollte aber auch Anlass dafür geben, noch genauer hinzuhören und Missstände noch früher wahrzunehmen und zu entdecken.

7.4 Von BtM bis AGG – Überblick über weitere juristische Tretminen

Ein weiterer rechtlicher Stolperstein für Führungskräfte ist der richtige Umgang mit und die sachgerechte Lagerung von Arzneimitteln, insbesondere von Betäubungsmitteln. Hier lauern nicht nur Gefahren in diversen Prüfungen und

Kontrollen. Verstöße gegen das Betäubungsmittelgesetz können sogar strafrechtliche Konsequenzen nach sich ziehen.

In allen Bereichen der Pflege kommt es aufgrund der verschiedenen Krankheitsbilder der Patienten zur Anordnung und Verabreichung von Medikamenten, die unter das Betäubungsmittelgesetz fallen. In der Regel handelt es sich dabei um Morphine, also starke Schmerzmittel. Als Führungskraft sollten Sie unbedingt sicher im Umgang mit diesen Präparaten sein. Sofern nicht schon vorhanden, sorgen Sie dafür, dass die Medikamente in einem stabilen Betäubungsmittelschrank – in der Regel aus Stahl – aufbewahrt werden, der stets verschlossen sein muss. Der Schlüssel wird vom BtM-Verantwortlichen (in der Regel die Schichtleitung) verwahrt und bei Übergabe an die nächste Schichtleitung persönlich und am besten mit Unterschrift übergeben. Die Medikamente werden immer in der Originalverpackung mit der Packungsbeilage gelagert.

Ausgenommen von dieser verschärften Lagerungspflicht sind lediglich kleine Mengen von Betäubungsmitteln, die höchstens maximal den durchschnittlichen Tagesbedarf einer Teileinheit darstellen und ständig griffbereit sein müssen. Diese gelockerte Aufbewahrungspflicht heißt aber nicht, dass die Medikamente frei zugänglich herumstehen dürfen. Auch sie sind durch Einschließen so zu sichern, dass fremde Personen diese nicht ohne Weiteres entwenden können.

Es ist wichtig, dass sich alle Mitarbeiter regelmäßig zum Umgang mit BtM fortbilden. Hierzu gehören auch das ständige Üben und Wiederholen des richtigen Umgangs mit den Substanzen sowie der Dokumentation des Verbrauchs. Die Schulungen können durch Sie als Führungskraft oder z. B. durch einen Apotheker abhalten lassen. Dokumentieren Sie jede Schulung und jedes Training im Umgang mit diesen Substanzen.

Die Aufbewahrung von BtM ist in der Richtlinie über Maßnahmen zur Sicherung von Betäubungsmittelvorräten im Krankenhausbereich, in öffentlichen Apotheken, Arztpraxen sowie Alten- und Pflegeheimen (Stand: 01.08.2023) ausführlich geregelt.

Die Aufzeichnungen über die Ausgabe von BtM richten sich nach § 17 BtMG.

Jede Ausgabe von Betäubungsmitteln an Patienten wirdauf BtM-Karteikarten oder im Betäubungsmittelbuch dokumentiert. Der Nachweis ist lückenlos zu erstellen. Es dürfen keine Nachträge erfolgen oder Blätter herausgetrennt werden. Jedes Verfälschen stellt eine Urkundenstraftat dar und kann sogar mit Freiheitsstrafe geahndet werden.

Die Dokumentation muss von einem Arzt überprüft und gegengezeichnet werden.

Die Dokumentation muss folgende gem. § 17 BtMG unverzichtbare Angaben enthalten:

- Bezeichnung des verabreichten Betäubungsmittels
- Datum des Zugangs oder des Abgangs des Betäubungsmittels
- Name des anordnenden Arztes
- Name oder Firma und Anschrift des Lieferers oder des Empfängers oder die sonstige Herkunft oder der sonstige Verbleib

- aktuelles Datum
- Name des Bewohners / Patienten
- verabreichte Dosis
- verbliebene Dosis
- verabreichende Pflegefachkraft

Das BTM-Buch bzw. die Karten müssen drei Jahre nach der letzten Eintragung aufbewahrt werden.

Die Dokumentation muss nach den allgemein anerkannten „Grundsätzen ordnungsgemäßer Dokumentation" erfolgen. Dazu gehören insbesondere: Klarheit, Sicherheit, Vollständigkeit, Lückenlosigkeit, Richtigkeit.

Die Vernichtung von BtM richtet sich grundsätzlich nach § 16 BtMG. Danach hat der Eigentümer von nicht mehr verkehrsfähigen Betäubungsmitteln diese auf seine Kosten in Gegenwart von zwei Zeugen in einer Weise zu vernichten, die eine auch nur teilweise Wiedergewinnung der Betäubungsmittel ausschließt sowie den Schutz von Mensch und Umwelt vor schädlichen Einwirkungen sicherstellt.

Im Übrigen haben die verschiedenen Einrichtungen spezifische, detaillierte Regelungen für die Vernichtung von BtM, die in jedem Fall einzuhalten sind. Diesen Nachweis ist unbedingt dem BtM-Buch beizufügen. Es sollte unbedingt darauf geachtet werden, dass die in diesem Dokument angegebene Menge der vernichteten Substanz mit der zuletzt dokumentierten Menge übereinstimmt. Sollte es hier eine Differenz geben, muss diese unbedingt geklärt werden! Auf keinen Fall darf das Buch frisiert oder Zahlen „korrigiert" werden.

Wenn Betäubungsmittel verschüttet werden oder Ampullen zu Bruch gehen, muss dies unter Hinzuziehung von mindestens zwei Zeugen dokumentiert werden. In diesem Fall wird der Hergang und der Verlust penibel dokumentiert. Das Dokument ist dann von allen zu unterschreiben.

7.4.1 Selbstbestimmung und Persönlichkeitsrechte

Zu guter Letzt ist es noch einmal wichtig, sich als Führungskraft die Grundlagen des Selbstbestimmungsrechts sowie die für die Pflege wichtigen Ausprägungen des Persönlichkeitsrechts noch einmal zu vergegenwärtigen. Denn nicht selten kommt es vor allem bei schlecht ausgebildeten Pflegekräften zu inadäquatem Verhalten, dass unbedingt und umgehend zu unterbinden ist. Solche Zwischenfälle bringen sowohl für das Haus als auch die betroffenen Pflegekräfte unangenehme Folgen mit sich. Sowohl die Presse als auch Rechts- und Staatsanwälte haben immer stärker ein Auge auf mögliche Verletzungen dieser Patientenrechte, was eine prozessuale Geltendmachung immer wahrscheinlicher macht. Dies kann neben einem schlechten Renommee auch empfindliche Geldbußen oder sogar Freiheitsstrafen nach sich ziehen. Aus diesem Grund sollte jede Führungskraft immer wieder das eigene Handeln und das der Mitarbeiter kritisch hinterfragen und sich und alle anderen an der Pflege Beteiligten ständig fortbilden. Generell verbietet sich im Recht jedes schematische Lernen von einzelnen Fällen. Dies führt lediglich zu einer falschen Sicherheit. Wer nur Fälle aber keine Strukturen kennt, läuft Gefahr, den Sachverhalt immer im Hinblick auf die bekannten Strukturen „zurecht zu biegen". Damit ist allerdings eine richtige rechtliche Beurteilung so gut wie ausgeschlossen. Das Recht kann nicht anhand von Fällen, sondern nur in einem größeren Zusammenhang verstanden werden.

Das Grundgesetz bestimmt in Artikel 1: „Die Würde des Menschen ist unantastbar." Dieser Artikel ist nicht nur eine vage und feierliche Ansage der Väter und Mütter des Grundgesetzes, sondern ein ganz konkreter Auftrag, der insbesondere für die Pflege von besonderer Bedeutung ist. Ausdruck dieser Würde sowie der in Artikel 2 konstituierten Entfaltung der eigenen Persönlichkeit ist das Selbstbestimmungsrecht jedes Einzelnen. Dieses Selbstbestimmungsrecht der Patienten ist zum einen für einen Nichtjuristen oft schwierig zu greifen und zum anderen kollidiert es oft mit den täglichen Anforderungen an einen reibungslosen Ablauf sowie eine optimale medizinische Versorgung.

Begibt sich ein Patient in eine Gesundheitseinrichtung oder ein Heim, gibt er seine Recht nicht mit seiner Krankenkassenkarte an der Rezeption ab. Selbst Ärzte vergessen in manchen Situationen, dass, bis auf wenige Ausnahmen, der Patient das letzte Wort darüber hat, ob er eine Untersuchung, Maßnahme oder Therapie annimmt oder nicht. Dasselbe gilt für die Teilnahme an Veranstaltungen, z. B. in Altenheimen.

Jeder Patient entscheidet selbst, wie er seinen Tag gestalten, welche Spaziergänge er machen oder wann er TV sehen will oder ob er lieber zur Therapie geht. Selbstverständlich können therapieunwillige Patienten aber auch unter bestimmten Umständen aus der Einrichtung entfernt werden.

Das Selbstbestimmungsrecht endet nur da, wo der Bewohner oder Patient sich deshalb in akute Gefahr begibt, weil er kognitiv nicht mehr in der Lage ist, die Folgen seines Tuns zu überblicken. In solchen Fällen entscheidet nach Einschaltung des Betreuungsgerichts ein Betreuer oder eine Betreuerin über das weitere Vorgehen. Lediglich bei einer akuten Gefahr für Leib und Leben des Patienten oder eines Dritten darf die Pflege oder ein Arzt so handeln, wie es dem mutmaßlichen Willen des Patienten entsprechen würde, wenn dieser im Vollbesitz seiner kognitiven Fähigkeiten wäre. Von besonderer Bedeutung ist in diesem Zusammenhang die Möglichkeit der Zwangsbehandlung von Patienten. Eine zwangsweise Behandlung ist überhaupt nur denkbar, wenn es um Leib und Leben des Patienten oder Dritter geht, z. B. weil von dem Patienten eine akute Gefahr ausgeht. Grundsätzlich ist in solchen Fällen umgehend das zuständige Amtsgericht einzuschalten und ein Beschluss einzuholen. Dieser kann auch rund um die Uhr eingeholt werden. Hierzu hält das Gericht einen entsprechenden Notdienst bereit. Es ist sinnvoll, die Nummer für solche Fälle zu notieren und gut sichtbar platzieren.

Der Schutz der Würde des Menschen beinhaltet darüber hinaus auch das Gebot, den Patienten oder Bewohner vor Bloßstellungen zu schützen. Niemand darf einer unwürdigen Situation, z. B. unbekleidet oder in hilflosem Zustand den Blicken Dritter ausgesetzt, zurückgelassen werden. Patienten und Bewohner dürfen niemals vernachlässigt oder verunreinigt werden oder in einen solchen Zustand gebracht oder zurückgelassen werden. Es ist peinlich darauf zu achten, dass

Menschen in solchen Situationen nie wegen ihrer Hilflosigkeit oder ihrer Gebrechen lächerlich gemacht werden oder gemacht werden können.

Auch der Schutz vor Überforderung der Patienten und Bewohner ist Ausdruck der Würde des Menschen. Jeder hat ein Recht, über seinen gesundheitlichen Zustand verständlich unterrichtet und auf dem Laufenden gehalten zu werden. Unverständliches Fachchinesisch oder hektische und arg minimierte oder sogar unvollständige Erklärungen stellen einen eklatanten Verstoß gegen das Selbstbestimmungsrecht dar. Dem Patienten ist so einfach wie möglich, wenn nötig durch Bilder und Gesten, seine Situation verständlich zu machen. Auch hierbei ist darauf zu achten, dass die betroffene Person nicht der Lächerlichkeit ausgesetzt wird.

Als letzten Punkt sollte noch die, in der Regel unbeabsichtigte, aber dennoch unerlaubte Ungleichbehandlung angesprochen werden. Das Allgemeine Gleichbehandlungsgesetz (AGG) besagt, dass (neben anderen Kriterien) Alter, Geschlecht, Herkunft oder Religion nicht darüber entscheiden dürfen, ob jemand eine Leistung erhält bzw. ob er von dieser Leistung ausgenommen wird. Für die Pflege und insbesondere jede Führungskraft hat dies zur Folge, dass das eigene Verhalten und das der Mitarbeiter immer wieder auf Gleichbehandlung überprüft und (unbeabsichtigte) Ungleichbehandlungen schnellstmöglich abgestellt werden. Um kein falsches Licht auf die Arbeit werfen zu lassen, sind alle Mitarbeiter gut beraten, keine Gefälligkeiten gegen die Zusage einer Gegenleistung zu erbringen. Dies könnte als Bestechung oder Vorteilsnahmen gedeutet werden, was wiederrum sogar strafrechtliche Relevanz hätte.

Literatur

Arbeitsgericht (ArbG) Berlin 28. Kammer, Urteil vom 05.10.2012; Az. 28 Ca 10243/12)
Arbeitsschutzgesetz vom 7. August 1996 (BGBl. I S. 1246), das zuletzt durch Artikel 32 des Gesetzes vom 15. Juli 2024 (BGBl. 2024 I Nr. 236) geändert worden ist
Arbeitszeitgesetz vom 6. Juni 1994 (BGBl. I S. 1170, 1171), das zuletzt durch Artikel 52 des Gesetzes vom 23. Oktober 2024 (BGBl. 2024 I Nr. 323) geändert worden ist
Allgemeines Gleichbehandlungsgesetz vom 14. August 2006 (BGBl. I S. 1897), das zuletzt durch Artikel 15 des Gesetzes vom 22. Dezember 2023 (BGBl. 2023 I Nr. 414) geändert worden ist
Bundesarbeitsgericht (BAG), Urteil vom 19.05.2009; Az. 9 AZR 433/082
Grundgesetz für die Bundesrepublik Deutschland in der im Bundesgesetzblatt Teil III, Gliederungsnummer 100–1, veröffentlichten bereinigten Fassung, das zuletzt durch Artikel 1 des Gesetzes vom 20. Dezember 2024 (BGBl. 2024 I Nr. 439) geändert worden ist
Jugendarbeitsschutzgesetz vom 12. April 1976 (BGBl. I S. 965), das zuletzt durch Artikel 53 des Gesetzes vom 23. Oktober 2024 (BGBl. 2024 I Nr. 323) geändert worden ist
Landesarbeitsgericht Niedersachsen, Urteil vom 12.09.2018 (Az. 14 Sa 140/18)
Mutterschutzgesetz vom 23. Mai 2017 (BGBl. I S. 1228), das zuletzt durch Artikel 1 des Gesetzes vom 24. Februar2025 (BGBl. 2025 I Nr. 59) geändert worden ist
Schöneck, Bernd: Nach Pflegekraft-Notruf: Berliner Heimleitung muss gehen!; https://www.rechtsdepesche.de/pflegekraft-notruf-heimleitung-muss-gehen/: erschienen: 16.07.2024; heruntergeladen: 26.03.2025

VERORDNUNG (EU) 2016/679 DES EUROPÄISCHEN PARLAMENTS UND DES RATES vom 27. April 2016 zum Schutz natürlicher Personen bei der Verarbeitung personenbezogener Daten, zum freien Datenverkehr und zur Aufhebung der Richtlinie 95/46/EG (Datenschutz-Grundverordnung)

VERDI: Überlastungsanzeige, Gefährdungsanzeige, Gefährdungsbeurteilung: Schutz am Arbeitsplatz durchsetzen: https://www.verdi.de/themen/arbeit/++co++660df81c-a018-11ef-a256-0f359dc9294a; veröffentlicht: 14.11.2024; heruntergeladen: 24.03.2025

Winkler, Kevin: Die Überlastungsanzeige in der Pflege – Haftungsrechtliche Relevanz; https://www.123recht.de/ratgeber/arbeitsrecht/Die-Ueberlastungsanzeige-in-der-Pflege-Haftungsrechtliche-Relevanz-__a61472.html; veröffentlicht: k.A.; heruntergeladen: 226.03.2025

Was die Zukunft bringt

8

> **Zusammenfassung**
>
> Kurz- bis mittelfristige technische und gesellschaftliche Entwicklungen werden in noch nie dagewesener Weise das Gesicht der medizinischen Berufe verändern. Diese weitreichenden Veränderungen haben auch unmittelbare Auswirkungen auf die Art und Weise der Führung in der Pflege. Ausschlaggebend für diese grundlegenden Veränderungen sind zum einen der vielzitierte demographische Wandel und zum anderen zu erwartende Quantensprünge in der Robotik und Digitalisierung der Verwaltung durch KI. Dieses Kapitel sortiert die entscheidenden Entwicklungen und untersucht sie im Hinblick auf ihre Auswirkungen auf die Führung in der Pflege.

8.1 Ein seriöser Blick in die Zukunft – Überblick über das, was kommt

Die Zukunft ist keine ferne Imagination, die wir höchstens erahnen, aber niemals wissen können. Viele Details von dem, was kommt, sind sicherlich nicht prognostizierbar. Allerdings lassen sich viele Entwicklungen bereits jetzt absehen, da sie zwangsläufige Folgen aus unserem jetzigen Handeln sind. Lediglich das Fehlen von validen Informationen oder deren fehlende oder falsche Einordnung und Systematisierung lassen alles zufällig erscheinen. Vieles von dem, was sich in Zukunft ereignet, hat seinen Ursprung im Hier und Jetzt oder ist noch früher „auf die Spur" gebracht worden. So ist z. B. die demographische Entwicklung sehr vorhersehbar. In einem gewissen Korridor lässt sich heute schon sagen, wie viele Menschen im arbeitsfähigen Alter in der Bundesrepublik zu einem bestimmten Zeitpunkt leben und somit dem Arbeitsmarkt zur Verfügung stehen werden. Das gilt auch für andere Faktoren, die einen wichtigen Einfluss auf das Gesundheitssystem, die

Arbeitsbedingungen und somit auch auf die Führungstätigkeit haben werden, wie z. B. die Finanzen. Da die Pflege, wie im Übrigen das gesamte soziale Sicherungssystem, umlagefinanziert ist, hängt die Entwicklung unmittelbar mit der Bevölkerungsentwicklung zusammen. Aus den daraus gewonnenen Fakten lassen sich nun mittelbare Erkenntnisse, z. B. über die Finanzierbarkeit von Pflege, ableiten. Ein Blick in die Zukunft ist deshalb gar nicht so ungewiss, wie man denkt. Die seriöse Zukunftsforschung beschäftigt sich mit der systematischen, wissenschaftsbasierten Untersuchung von Fragen zukünftiger Entwicklungen. Sie untersucht anhand von validen, heute bereits verfügbaren Daten zwangsläufige Entwicklungen. Zukunftsforscher verwenden insbesondere Methoden, Verfahren und Techniken der Prognostik und verbinden qualitative und quantitative Methoden.

8.1.1 Ausgangspunkt: demographische Entwicklung

Eine zentrale Rolle für die Vorhersage der zu erwartenden Situation in der Pflege spielt die zukünftige Zusammensetzung der Bevölkerung in der Bundesrepublik Deutschland. Die sogenannte demografische Entwicklung beeinflusst drei wichtige Faktoren: Erstens, die Zahl der Menschen, die im erwerbsfähigen Alter zu einem bestimmten Zeitpunkt in der Zukunft überhaupt dem Arbeitsmarkt und damit der Pflege zur Verfügung stehen. Zweitens zeigt sie, wie viele alte Menschen zu einem bestimmten Zeitpunkt da sein werden, die in besonderem Maße Pflegebedürftig sein werden. Eine überalternde Bevölkerung stellt jede Gesellschaft vor extreme Probleme. Außerdem gibt sie Aufschluss auf die zukünftige finanzielle Situation der sozialen Sicherungssysteme, die aufgrund der Umlagefinanzierung unmittelbar von der Bevölkerungsentwicklung abhängig sind.

Zunehmend bestimmt Technik und hier vor allem KI immer stärker den Arbeitsalltag. Ob das auch für die Pflege gilt und welche Auswirkungen sich hierbei auf die Personalführung ergeben, wird ebenfalls Teil der weiteren Betrachtung sein.

8.1.2 Entwicklung der Personalsituation

Die Daten der Vorausberechnung der Pflegekräfte für die Jahre 2024 bis 2049 des statistischen Bundesamtes (Destatis) prophezeien einen dramatischen Personalnotstand.

Die Generation der Babyboomer wird in den nächsten zehn Jahren nach und nach das Renteneintrittsalter erreichen. Dies reißt zum einen eine Lücke am Arbeitsmarkt und erhöht auf der anderen Seite die Zahl der potenziell Pflegebedürftigen. Die Zahl der Pflegebedürftigen und Krankenhausfälle bestimmt maßgeblich die künftige Nachfrage nach Pflegekräften. Die Vorausberechnung der Pflegebedürftigen reicht bis ins Jahr 2070 und zeigt langfristig ein starkes Wachstum. Im Jahr 2019 versorgten ambulante Dienste und vollstationäre Pflegeheime 1,8 Mio. Menschen. Bis 2049 steigt die Gesamtzahl dieser Pflegebedürftigen voraussichtlich auf 2,74 Mio. (+ 52 %). Nach dieser Wachstumsphase pendeln sich die Zahlen ab den 2050er-Jahren bis zum Ende des Vorausberechnungszeitraums 2070 auf diesem Hochplateau ein (Destatis).

Der Pflege-Report 2024 (Schwinger) zeigt außerdem erhebliche regionale Varianz bei der Entwicklung von Pflegebedürftigkeit in Deutschland. Die Analyse zeigt dabei einen unterschiedlich starken Anstieg der Anzahl von Pflegebedürftigen auf Kreisebene um 37 bis 144 %.

Im Fünftel aller Kreise mit dem geringsten Anstieg nahm der Anteil an Pflegebedürftigen bereits in einer Spanne von 37,1 bis 56,2 % zu. Im Fünftel mit der stärksten Zunahme wurde sogar eine Steigerung um 80,7 bis zu 143,8 % verzeichnet, während im Bundesdurchschnitt der Anstieg 57 % betrug. Den höchsten Anteil an Pflegebedürftigen gab es 2023 dabei vorwiegend in Kreisen in Ostdeutschland, Nordrhein-Westfalen, Hessen und im Saarland: Hier waren zwischen 9,1 und 17,1 % der SPV-Versicherten pflegebedürftig.

Dies belegt zudem, dass die Entwicklung der Pflegeprävalenzen nicht allein durch die Alterung der Gesellschaft erklärt werden kann, denn in 396 von 400 Landkreisen lag die Anzahl an Pflegebedürftigen über dem Wert, der demographisch erwartbar gewesen wäre.

Die Autorinnen der Studie stellen fest, dass bei einer reinen Fortschreibung der Alterung bundesweit nur ein Anstieg um 21 % zu erwarten gewesen wäre und nicht die beobachteten 57 %. Die Entwicklung ist also dramatischer, als die ohnehin schon beunruhigende demographische Entwicklung erwarten lässt. (Quelle: Antje Schwinger, Adelheid Kuhlmey, Stefan Greß, Jürgen Klauber, Klaus Jacobs und Susann Behrendt (Hrsg.), Pflege-Report 2024, Ankunft der Babyboomer: Herausforderungen für die Pflege).

Die Zahl der Krankenhausfälle wird ebenfalls steigen, jedoch nicht im gleichen relativen Ausmaß wie die Zahl der Pflegebedürftigen. Hier ist mit 2,69 Mio. zusätzlichen Krankenhausfällen bis zum Jahr 2049 zu rechnen. Bei einer Gesamtzahl von 22,55 Mio. Krankenhausfällen im Jahr 2049 entspricht dies einem Zuwachs von 14 % im Vergleich zum Ausgangsjahr 2019 (19,86 Mio.). Anschließend pendeln sich die Zahlen ebenfalls auf diesem höheren Niveau ein.

Der Bedarf an Pflegekräften steigt auf dieser Basis um ein Drittel (+ 33 %): von 1,62 Mio. Pflegekräften im Jahr 2019 auf 2,15 Mio. Pflegekräfte im Jahr 2049.

8.1.3 Unterschiedlicher Pflegebedarf je nach Einrichtung

Auch zwischen den verschiedenen Einrichtungen wird sich der Bedarf gravierend unterscheiden. Aufgrund des stärkeren Wachstums an Pflegebedürftigen im Vergleich zu den Krankenhausfällen entsteht bei den (ambulanten) Pflege- und Betreuungsdiensten sowie in den Pflege-, Alten- und Behindertenheimen ein größerer Mehrbedarf an Pflegepersonal als in den Krankenhäusern.

Konkret erhöht sich die Zahl der benötigten Pflegekräfte in den (ambulanten) Pflege- und Betreuungsdiensten bis 2049 um etwa zwei Drittel (+ 60 %). Verglichen mit 2019 sind rund 180.000 Pflegekräfte mehr erforderlich. In den Pflege-,

Alten- und Behindertenheimen besteht ein Mehrbedarf bis 2049 von rund 240.000 Pflegekräfte (+ 39 %). Nach absoluten Zahlen steigt also in diesen Einrichtungen der Personaldruck am meisten (Destatis-Pflegekräftevorausberechnung).

Krankenhäuser benötigen bis 2049 voraussichtlich rund 100.000 Pflegekräfte mehr im Verhältnis zu jetzt. Das entspricht einem Anstieg von 14 % (Destatis-Pflegekräftevorausberechnung). Insgesamt werden bis 2049 bis zu 690.000 Pflegekräfte fehlen. (Destatis-Pflegekräftevorausberechnung)

8.1.4 Verschiebung der Größenverhältnisse zwischen den Einrichtungen

Die Zahlen des statistischen Bundesamtes machen ebenfalls klar, dass diese Bedarfsentwicklung auch zur Folge hat, dass sich das Größenverhältnis zwischen den Einrichtungen verschiebt.

Im Jahr 2019 waren 44 % der Pflegekräfte in Krankenhäusern tätig; 38 % arbeiten in Pflege-, Alten- und Behindertenheimen und 19 % in den (ambulanten) Pflege- und Betreuungsdiensten.

Bis 2049 verringert sich der Anteil der Pflegekräfte in den Krankenhäusern auf 38 %, während er in den Heimen auf 40 % ansteigt. In (ambulanten) Pflege- und Betreuungsdiensten sind dann 22 % der Pflegekräfte tätig.

8.1.5 Die verschiedenen Szenarien des zu erwartenden Personalmangels

Diese Vorausberechnung bietet die Grundlage, den möglichen Engpass am Pflegearbeitsmarkt mit Blick auf die Zukunft zu quantifizieren. Die vorausberechneten Bedarfe und das vorausberechnete Angebot an Pflegekräften zeigt, dass der künftige Bedarf die Zahl der zur Verfügung stehenden Pflegekräften bei weitem übersteigt.

In zehn Jahren werden bereits beim Eintreten unrealistisch günstiger Faktoren rund 90.000 Pflegekräfte fehlen. Diese Zahlen gehen von einer kräftigen Zuwanderung aus. Zuwanderung jedoch, das haben sich allerdings die Mehrheit der politischen Parteien auf die Fahne geschrieben, soll stark beschränkt werden (Destatis-Pflegekräftevorausberechnung 2025).

Bei einer aus diesem Grund ebenfalls nicht zu erwartenden moderaten Einwanderung, wird sich bis zum Jahr 2049 die Zahl der fehlenden Pflegekräfte voraussichtlich auf 280.000 fast verdreifachen (Destatis-Pressemitteilung Nr. 33).

Setzen sich die bisherigen Entwicklungen unter den derzeitigen politischen Rahmenbedingungen fort, wird der Bedarf an Pflegekräften in zehn Jahren bereits rund 350.000 offene Stellen betragen. Bis 2049 werden – und das ist wohl das realistische Szenario – rund 690.000 Pflegekräfte fehlen (Destatis-Pflegekräftevorausberechnung 2025).

Eine Politik der konsequenten Abschiebung wie von der AfD propagiert, würde unsere sozialen Sicherungssysteme umgehend zum Zusammenbruch und den Sozialstaat zum Einsturz bringen. Die Folgen wären ein vollständiger Kollaps unseres Staates.

8.1.6 Mögliche Zukunftsszenarien

Die zentrale Frage ist also, wie man mit immer weniger Pflegekräften ein immer Mehr an Arbeit stemmen kann. Hierzu haben sich verschiedenen Institutionen Gedanken gemacht. Allerdings ist keiner dieser vermeintlichen Lösungen auch nur im Ansatz geeignet, dem Problem des Personalmangels auch nur ansatzweise Herr zu werden.

8.1.7 Mehr Geld – mehr Personal – alles in Butter?

Die Konzertierte Aktion Pflege (KAP), die gemeinsam vom Bundesministerium für Familie, Senioren, Frauen und Jugend, vom Bundesministerium für Arbeit und Soziales sowie vom Bundesministerium für Gesundheit initiiert und unter Einbeziehung der Länder und einschlägiger Spitzenverbände die Attraktivität der Pflege erhöhen will, hat eine höhere Entlohnung der Pflegekräfte als die Lösung für den Personalmangel identifiziert.

Nach Angaben des Statistischen Bundesamtes (Destatis-Pressemitteilung Nr. 121) verdienten Vollzeitbeschäftigte mit anerkannter Berufsausbildung im April 2023 durchschnittlich 3.714 € brutto. In einigen Engpassberufen, in denen die Bundesagentur für Arbeit einen besonderen Fachkräftemangel ausmacht, konnten deutlich höhere Verdienste erzielt werden. So erhielten vollzeitbeschäftigte Fachkräfte in der Altenpflege durchschnittlich 3.920 € und somit rund 200 € mehr. Vollzeit-Fachkräfte in der Krankenpflege verdienten mit 4.067 € sogar rund 350 € mehr. Damit liegen die Pflegeberufe bei der Entlohnung bereits relativ weit vorne, d. h., dass eine schlechte Entlohnung nicht unbedingt Grund für zu wenig Bewerber sein kann.

Unabhängig davon wird sich die dramatische Personalsituation mitnichten durch höhere Löhne lösen lassen. Selbstverständlich erhöht mehr Geld die Chance, dass sich mehr Menschen für einen bestimmten Beruf entscheiden. Und dies wird einen kleinen Teil von Unentschlossenen in den nächsten Jahren zur Pflege locken können. Eine Lösung des Problems ist durch einen höheren Lohn jedoch nicht in Sicht. Im Jahr 2049 müsste die Pflege allein knapp 92 % aller Schulabgänger der Sekundarstufe II (751.358) des Bundeslandes Nordrhein-Westfalen rekrutieren, um den Bedarf zu decken. Menschen, die nicht da sind, kann man auch nicht mit Geld locken.

8.1.8 Des Kaisers neue Kleider – Neues Gewand für die Ausbildung

Ein weiterer Ansatz der KAP ist, die Attraktivität des Pflegeberufs zu erhöhen. Dies soll durch die seit dem Jahr 2020 neu aufgestellten Ausbildung zur Pflegefachkraft erfolgen. Diese fasst die ehemaligen Ausbildungsberufe Altenpflege, Gesundheits- und Krankenpflege sowie Gesundheits- und Kinderkrankenpflege in einem gemeinsamen Abschluss zur Pflegefachkraft zusammen. Dadurch soll auch die Flexibilität zwischen den einzelnen Berufsfeldern erhöht werden. Allerdings zeigen die jüngsten Zahlen aus dem Jahr 2022, dass weniger Menschen eine Pflegeausbildung begonnen haben als in den Vorjahren. Das Ziel einer signifikanten Erhöhung der Ausbildungszahlen ist auf jeden Fall bei weitem nicht erreicht.

8.1.9 Zuwanderung als letzter Rettungsanker?

In der gegenwärtigen Situation scheint allein die Zuwanderung ausländischer Pflegekräfte einen spürbaren Effekt bei der Besetzung offener Stellen in den Pflegeberufen zu haben. Die Zahlen zeigen, dass Zuwanderung vor allem für den Pflegearbeitsmarkt von überdurchschnittlicher Bedeutung ist. Der Anteil der Beschäftigten mit Migrationshintergrund ist nach den Ergebnissen des Mikrozensus bereits im Jahr 2019 höher als in anderen Berufen (21 % gegenüber 19 %). Dies trifft besonders auf die Hilfsberufe zu (Gesundheits- und Krankenpflegehilfe 25 % und Altenpflegehilfe 33 %).

Allerdgins trübt eine OECD-Studie aus dem Jahr 2024 hier die Erwartungen (Bertram). Deutschland ist als alternative Heimat für Fachkräfte nur sehr bedingt attraktiv. Bürokratische Hürden und vor allem eine fehlende Willkommenskultur, um sich greifender Fremdenhass und wachsende rechtsradikale Tendenzen sind hierfür die Gründe (Bertraum). Deutschland befindet sich im Wettstreit aller Staaten weltweit um das seltene Gut „Fachkraft". Statt einer notwendigen Willkommens- und funktionierenden Integrationskultur zeigen wir der Welt ein zunehmend abschreckendes Gesicht, fabulieren von Beschränkung des Zuzugs und limitierter Einwanderung. Mit einer solchen Abschottung entziehen wir unserem Land die Lebensgrundlage.

8.1.10 Aktivierung von arbeitslosen Fachkräften, Teilzeitlern und Quereinsteigern

Kurzfristig könnte ggf. eine gezielte Aktivierung von Personen mit Pflegeausbildung, die aktuell nicht erwerbstätig sind, zu einer vorübergehenden Entschärfung führen. Im Jahr 2019 waren dies laut Mikrozensus gut 20.000 Erwerbslose mit Pflegeausbildung. Außerdem gab es 2019 rund 430.000 „Nichterwerbspersonen" mit einer entsprechenden Pflegeausbildung.

Allerdings sind sogenannte „Nichterwerbspersonen" nicht unbedingt auch arbeitsfähig oder könnten mit besseren Arbeitsbedingungen und höherer Entlohnung „aktiviert" werden. Sie stehen dem Arbeitsmarkt z. B. nicht zur Verfügung, weil sie etwa durch familiäre Verpflichtung, gesundheitliche Einschränkungen oder andere Hemmnisse keiner Tätigkeit nachgehen können.

Auch die in diesem Zusammenhang immer wieder genannte Möglichkeit, Quereinsteigerinnen oder Quereinsteiger für die Pflege zu begeistern, wird sich, je mehr die Decke der zur Verfügung stehenden Arbeitskräfte insgesamt abnimmt, in Luft auflösen.

Völlig absurd ist der Gedanke, die Arbeitszeiten in der Pflege weiter zu erhöhen. Der ohnehin schon schlechte Ruf im Hinblick auf Arbeitsbelastung würde schlagartig noch unattraktiver.

8.1.11 Wiedereinführung des Wehr- und Ersatzdienstes

Im Zuge des andauernden Ukrainekrieges und der immer größer werdenden Bedrohung durch russische Expansionspolitik, wird der Ruf zur Wiedereinführung des Wehr- und Ersatzdienstes immer lauter. Eine solche Zwangsaktivierung junger Menschen könnte auch für die Pflege für eine weitere Entlastung sorgen. Welche Auswirkungen dies am ende haben würde, lässt sich zum jetzigen Zeitpunkt noch nicht seriös abschätzen.

8.1.12 Zwischenfazit

Von allen aufgezeigten Alternativen ist allein eine progressive Zuwanderungspolitik geeignet, die prekäre Personalsituation wenigstens im Ansatz abzumildern. Eine ausreichende Personaldecke, um die Pflege in der aktuellen Form aufrecht zu erhalten, ist absolut illusorisch. Alle Szenarien, die von genügend Personal durch irgendwelche ominösen Maßnahmen ausgehen, sind Augenwischerei und Versuche, mit einem Schnürsenkel zwei Schuhe anzuziehen. Eine echte Lösung kann nur in veränderten Strukturen der Arbeit in der Pflege selbst bestehen, die die Fachkraft von allen Arbeiten befreit, die nicht unmittelbar mit ihrer Kernaufgabe zu tun haben.

8.1.13 Entwicklung der finanziellen Situation

Um die Entwicklung der finanziellen Situation der Pflege im Allgemeinen einschätzen zu können ist es sinnvoll, sich zunächst noch einmal die komplexen Geldflüsse vor Augen zu führen.

Die Finanzierung der Krankenhäuser teilen sich seit dem Krankenhausfinanzierungsgesetz von 1972 die Bundesländer und die gesetzlichen Krankenkassen. Bei dieser dualen Finanzierung werden auf der einen Seite die sogenannten

Investitionskosten, wie z. B. Neubauten oder neue Geräte der Einrichtungen, durch die Bundesländer finanziert. Die Betriebskosten, also alle Kosten, die durch die Behandlung von Patientinnen und Patienten entstehen, müssen von den Krankenkassen getragen werden. Ein wichtiger Teil dieser Betriebskosten sind die Kosten für das Personal. Seit 2020 werden diese grundsätzlich über abrechenbare Fallpauschalen abgegolten. Eine Ausnahme bildet allerdings die unmittelbare Patientenversorgung. Hierfür erhalten die Krankenhäuser ein sogenanntes Pflegebudget.

Da das Fallpauschalensystem viele Krankenhäuser in Existenznot gebracht hat, wurde Ende 2024 eine Krankenhausreform beschlossen, die insbesondere die Gewährleistung einer flächendeckenden medizinischen Versorgung für Patientinnen und Patienten zum Ziel hatte. Kern der Reform ist, dass die Kliniken nunmehr auch „Vorhaltepauschalen" erhalten, wenn sie maßgebliche Qualitätskriterien erfüllen und die Länder ihnen die jeweilige Leistungsgruppe zugewiesen haben. Als Kehrseite der Medaille trägt nicht nur diese, sondern auch alle anderen angestoßenen Reformen, von der Krankenhausreform, der Apothekenreform sowie der Reform der hausärztlichen Honorierung zu immer höheren GKV-Ausgaben bei. Dies macht eine Lösung der nachhaltigen Finanzierung der GKV dringend notwendig. Denn während der Immobilienbestand sowie die Finanzierung von Gerätschaften vom Geldbeutel der Länder abhängen, hängt der Rest der medizinischen Versorgung allein am Tropf der Kassen. Und die finanzielle Situation der Kassen ist alles andere als gut. So zeigt die Finanzentwicklung der GKV im 1. Halbjahr 2024, dass die 95 gesetzlichen Krankenkassen in den ersten sechs Monaten ein Defizit in Höhe von 2,2 Mrd. Euro erzielt haben. Die Finanzreserven der Krankenkassen betrugen zum Ende des 1. Halbjahres rund 6,2 Mrd. Euro. Dies entspricht 0,23 Monatsausgaben. Die gesetzlich vorgesehene Mindestreserve beträgt 0,2 Monatsausgaben. Damit sind bereits zu diesem Zeitpunkt alle Reserven aufgebraucht (Finanzministerium 2024).

Wie die explodierenden Kosten aufgefangen werden können, weiß niemand. Auch der Gesundheitsökonom Heinz Rothgang von der Universität Bremen hält die Lage der Kassen in einem Artikel des Handelsblattes für ernst (Rybicki 2024). Als Kostentreiber macht er den „Megatrend einer alternden Gesellschaft" aus und „eine Medizin, die immer mehr kann und damit teurer wird". Eine belegbare Idee, wie das System so reformiert werden kann, dass es nachhaltig wirtschaftet, hat auch er nicht. Verschiedene wissenschaftliche Modelle zeigen vielmehr, dass auf der Basis dieses Systems keine befriedigende Lösung herbeigeführt werden kann. Die Kosten laufen einfach den möglichen Einnahmen immer weiter davon. Weder eine Bürgerversicherung würde die notwendigen Einnahmen generieren, noch ist eine entsprechende Erhöhung der Beiträge möglich. Wollte man die Kosten der sozialen Sicherungssysteme konsequent auf die Bürger umlegen, ergeben sich Belastungen schon bis zum Jahr 2035 – ohne Steuern – von 51 % oder mehr vom Bruttolohn (PKV 2024). Die Finanzlage der Krankenkassen verschlechtert sich seit Jahren. Für das Jahr 2023 hat die GKV ein Defizit von etwa 5,6 Mrd. Euro ausgewiesen, davon 1,8 Mrd. Euro bei den Krankenkassen und 3,2 Mrd. Euro beim Gesundheitsfonds. Pfeiffer spricht von einem „erheblichen Defizit". Sparen können die Kassen wohl auch nicht. Ihre Ausgaben für Pflichtleistungen stiegen im ersten Quartal 2024 bereits um 7,1 % je Versicherten; für 2025 rechnen sie mit 5,0 bis 5,5 % (PKV 2024).

Auch der GKV-Spitzenverband (GKV 2025) sieht keine Möglichkeit mehr, die steigenden Kosten aus freien Mitteln zu bezahlen, die hohen Rücklagen der vergangenen Jahre sind alle auf Druck des ehemaligen Gesundheitsministers Jens Spahn für kurzfristige Beitragsstabilisierungen aufgebraucht worden. Er fordert ein sofortiges Ausgabenmoratorium.

Das aktuelle System kann schon jetzt die Kosten unseres Gesundheitssystems nicht mehr umfänglich tragen. Die Einrichtungen müssen sich überlegen, wie sie auf diese Herausforderung immer kleinerer Budgets reagieren wollen. Es gibt nur zwei realistische Lösungsmodelle. Das eine ist eine konsequente Europäisierung der sozialen Sicherung mit einer Finanzierung über eine europäische Besteuerung von Großkonzernen. Apple, Google, Amazon und Co. zahlen in Europa durch geschickte Tricks nämlich nur zwischen 0,005 % (sic!) und 5 % an Steuern (Dörner 2016). Alle Dax-Konzerne – übrigens auch Unternehmen, die im mehrheitlichen Eigentum des Bundes stehen, wie die Deutsche Bahn, sparen durch eine Limited auf Malta Steuern ein und haben am Ende eine maximale Belastung von gerade einmal 5 %.

Eine weitere Möglichkeit wäre die Entwicklung alternativer Finanzierungsmodell jenseits der Töpfe von SGB II, V, VII und XI, die Leistungen quersubventionieren und die Gesundheitsversorgung resilienter machen könnte. Diese Form wirft allerdings auch wieder ethische Fragen auf, deren Beantwortung den Rahmen dieses Buches jedoch sprengen würden.

8.1.14 Technische Entwicklungen

Auch im Bereich der Gesundheit und Pflege verspricht die Digitalisierung zahlreiche Lösungsansätze, die sowohl die Qualität der Prävention und der Versorgung von Patienten und Patientinnen als auch die Arbeitsbedingungen für die im Gesundheitswesen arbeitenden Personen verbessern können (Skaug Sætra und Fosch-Villaronga 2021). So versprechen elektronische Patientenakten und automatisierte Dokumentationssysteme eine Steigerung der Effektivität und Effizienz, indem sie den Zugang zu wichtigen Informationen erleichtern und den manuellen Aufwand verringern (Schmidt-Rumposch et al. 2022). Informationen können über das Internet überall zur Verfügung gestellt werden. Der damit mögliche Ausbau der telebasierten Versorgung kann besonders für Patienten und Patientinnen in strukturschwächeren Gebieten vorteilhaft sein (Pulimamidi 2021). Unterstützung durch intelligente digitale Assistenzsysteme wie beispielsweise Serviceroboter oder Exoskelette lassen eine Entlastung der oft auch physisch fordernden Arbeit von Pflegenden erwarten. Sensorische Erfassungsgeräte, wie sie in sogenannten Wearables verbaut sind, ermöglichen ein kontinuierliches Monitoring von pflegebedürftigen Menschen und eine frühzeitige Erkennung gesundheitlicher Veränderungen. Werden die damit gewonnenen Daten mittels Künstlicher Intelligenz ausgewertet, können daraus individualisierte Pflege- und Behandlungspläne erstellt werden (Shaik & Tao, 2022).

8.1.15 Arbeiten mit KI und mehr Technik

Eine 2024 durchgeführte Studie (myneva 2024) mit 524 Teilnehmenden aus allen Teilbereichen der Pflege ergab, dass 71,56 % der Überzeugung sind, dass KI die Arbeit der Pflege in Zukunft erleichtern kann. Allerdings ist den Betroffenen nicht ganz klar, wie genau dies geschehen kann und dass eine Nutzung von digitalen Hilfsmitteln oder gar KI nur sehr sporadisch erfolgt. Struktur und Herkunft der Teilnehmenden hat ergeben, dass in Pflegebetrieben zurzeit am häufigsten mobile Apps, digitale Tätigkeitsauswertung sowie Digitalisierung der flexiblen Schichtplanung im Einsatz sind. Ein tieferer Blick in die Daten zeigt, dass die Digitalisierung im ambulanten Bereich wesentlich weiter fortgeschritten ist. Während dort 41 % über mobile Apps verfügen, sind es im stationären Bereich nur circa 11 %. In der Sektorenbetrachtung ist die digitale Schichtplanung bei stationären Anbietern deutlich stärker ausgeprägt als im Durchschnitt. Zudem machen überdurchschnittlich viele Pflegekräfte keine Angaben über moderne Systeme im Betrieb (23,09 %).

Nach Auswertung der Studie sind die Möglichkeiten einer schnelleren Dateneingabe und das Arbeiten über mehrere Geräte hinweg bereits jetzt die Top-Wünsche der Pflegenden. Große Erwartungen werden in die elektronische Patientenakte (ePA) gesetzt, die z. B. ein einfacheres Medikamentenmanagement sowie die digitale Übertragung von Daten beim Wechsel der Einrichtung ermöglicht. Bei anderen Tools sehen die Befragten weniger Erleichterungen in der Alltagspraxis. Seltsamerweise war das große Thema Robotik den Erstellern der Studie keine Frage wert.

8.1.16 Wie sieht die Zukunft von KI und Robotik in der Pflege aus?

Neben Künstlicher Intelligenz ist auch die Robotik ein Schwerpunkt von innovativer Forschung und Entwicklung. Dabei geht es nicht darum, Personal zu ersetzen oder Pflegebedürftige nur noch durch Roboter zu betreuen. KI und Systeme wie ChatGPT oder Roboter sollen einen Beitrag zur Entlastung der Pflege und Entschärfung des Personalnotstands leisten, indem sie organisatorische Aufgaben, Analysen und Monitoring übernehmen. Bislang ist der Einsatz von Robotern in der Pflege in Deutschland noch nicht ausgereift – aber es gibt vielversprechende Ansätze.

8.1.17 Wie können ChatGPT und andere KI die Arbeit in Pflegeeinrichtungen erleichtern?

Mit Künstlicher Intelligenz ausgestattete Assistenzsysteme wie Smart Speaker können in Zukunft bei alltäglichen Aufgaben assistieren, indem sie Anweisungen beim Ankleiden geben oder an die Einnahme von Medikamenten erinnern. ChatGPT kann z. B. erklären, wie ein Medikament eingenommen werden soll und so die Patienten mit wichtigen Informationen versorgen. Insbesondere der schnelle und einfache Zugang zu wichtigen medizinischen Erklärungen ist hier ein Pluspunkt, der Patienten und Pflegenden im Alltag viel Zeit und Mühe erspart. Wie immer bei digitalen Hilfsmitteln müssen auch die Risiken von ChatGPT im Hinterkopf behalten werden, die jeder KI immanent sind.

Des Weiteren kann Künstliche Intelligenz als Sprachgenerator bei der Kommunikation mit Patienten und Angehörigen eingesetzt werde, die Sprach- oder Verständnisschwierigkeiten haben.

Weitere Anwendungsbereiche für Künstliche Intelligenz, die bereits intensiv erforscht werden, sind:

1. Überwachung von Vitalfunktionen insbesondere bei Patienten mit hohem Pflegegrad (z. B. Herzfrequenz, Atmung, Schlaf). Vorteil und Entlastung: Das System informiert erst bei relevanten Veränderungen menschliches Personal. Eine permanente Überwachung ist nicht mehr nötig.
2. Unterstützung bei der Diagnose von Krankheiten insbesondere bei bildgebenden Verfahren wie Röntgenaufnahmen. Vorteil und Entlastung: Die KI kann Datensätze schnell und zielgerichtet analysieren und daraus Rückschlüsse ziehen.
3. Optimierte Behandlung. Vorteil und Entlastung: KI-Systeme können Patientendaten schnell und objektiv auswerten, um einen Vorschlag für die am besten geeignete Behandlungsoption zu unterbreiten.
4. Medikation und Planung, d. h. die Übernahme von organisatorischen Aufgaben wie Pflege-, Medikamenten- und Ernährungspläne, Routenplanung und Pflegeberichte. Vorteil und Entlastung: KI kann der Pflege Routine- und Verwaltungsaufgaben abnehmen.
5. Monitoring und Dokumentation von z. B. Medikamenten richten, Blutzuckerspiegel von Diabetespatienten oder die Auswertung von Bluttests. Vorteil und Entlastung: Statt mühsam maschinelle Auswertungen abzulesen, kann die KI eine Tabelle im gewünschten Format erstellen. Außerdem könnte KI die Medikamente individuell für die Patienten richten, diese an die Einnahme erinnern sowie auch das Pflegepersonal über vergessene oder verzögerte Einnahmen informieren.

Mögliche Anwendungsbereiche der Künstlichen Intelligenz in Alten- und Krankenpflege sind außerdem:

- Erledigung von unerwünschten oder schweren Aufgaben
- In der häuslichen Pflege z. B. Unterstützung beim Waschen und Kochen
- In der beruflichen Pflege z. B. Hilfe beim Umlagern von Pflegebedürftigen

8.2 Auswirkungen auf die tägliche Führungsarbeit – Von KI bis Gen Z

8.2.1 Arbeiten mit noch weniger Personal

Die demografische Entwicklung zerstört jede Hoffnung darauf, dass in den jetzigen Strukturen jemals wieder eine Besserung der Personalsituation eintreten wird. Im Gegenteil: die dünne Personaldecke wird sich nach und nach noch weiter ausdünnen. Besser als jetzt wird es nicht mehr. Im Gegenteil – einer immer älter werdenden Gesellschaft, die immer mehr Pflege benötigen wird, steht eine immer geringer werdende Anzahl von Pflegekräften gegenüber. Diese Entwicklung ist unumkehrbar und wird so eintreten.

Die einzige Möglichkeit, der Misere auch nur im Ansatz Herr zu werden, ist die vollständige Entlastung der Pflege von fachfremden Arbeiten. Zurzeit müssen examinierte Kräfte zwischen 50–75 % ihrer täglichen Arbeit mit pflegefremder Tätigkeit – insbesondere Verwaltungsarbeiten bis hin zu Kofferschleppen verbringen. Hier gilt es anzusetzen und sowohl die Digitalisierung voranzutreiben als auch die Ablauf- und Arbeitsorganisation grundlegend zu verändern. Ärzten und der Pflege müssen alle notwendigen Informationen (im Rahmen der DSGVO) zu einem Patienten digital z. B. auf Tablets zur Verfügung gestellt werden können.

Eine weitere notwendige Maßnahme wäre die Einführung von medizinischen Verwaltungsangestellten. Bei dieser Fachkraft fließen alle Dokumentationen zusammen, die vom medizinischen Personal en passant in ihr Endgerät diktiert wurden. Verwaltungsangestellte könnten auch Aufnahmen oder Bestellungen sowie die Personaleinsatzplanung erledigen.

Für Führungskräfte heißt dies, sich aktiv zusammen mit der Geschäftsleitung oder dem Vorstand um eine Optimierung der Arbeitsabläufe bemühen. Der Erfolg dieser Bemühungen wird darüber entscheiden, ob die Einrichtung die nächsten Jahre überleben wird. Dabei kommt vor allem den Führungskräften in der berühmten Sandwichposition eine Schlüsselaufgabe zu. Diese Führungskräfte sind als Schnittstelle zwischen dem Mitarbeiter und der Geschäftsführung notwendig, um zum einen die praktischen Hinweise für Veränderungen nach oben und zum anderen die neuen Organisationsmodelle sowie die Arbeit mit digitalen Arbeitshilfen und Roboter nach unten vermitteln müssen.

8.2.2 Arbeiten mit weniger Geld

Neben einer immer dünner werdenden Personaldecke wird auch Finanzierung für alle Gesundheitseinrichtungen zu einem essenziellen Problem. Wie bereits erwähnt, werden die Gelder der Krankenkassen sowie insbesondere aus SGB II, V, und XII nicht mehr ausreichen. Häuser, die zu lange an diesen klassischen Finanzierungsmodellen festhalten und keine alternativen Einnahmequellen auftun, werden auf Dauer verschwinden. Krankenhäuser, Rehakliniken oder Pflegeheime, mit Ausnahme der Universitäts- und Bundeswehrkrankenhäuser, wie sie heute bestehen, wird es in Zukunft in dieser reinen Form nicht mehr geben. Während jetzt das Geld nicht vom Patienten kommt, sondern von Kassen und dem Staat, wird in Zukunft ein großer Teil der Erlöse von Patienten und Kunden direkt kommen. Dies wird einen Paradigmenwechsel und eine Revolution im Verhältnis Pflege – Kunde/Patient bewirken. Auch das Dienstleistungsangebot wird sich stark auf die jeweilige Kundschaft anpassen. Jedes Haus wird sein eigenes Gesicht mit eigenen sehr speziellen Leistungen, Abläufen, Serviceangeboten und sonstigen Produkten haben. Gesundheitseinrichtungen werden, ähnlich wie Hotels, ein eigenes Branding haben, auf das alles abgestimmt ist. Dies wird das Arbeiten noch einmal gravierend verändern. Der Erfolg dieser fundamentalen notwendigen Transformationsprozesse wird vor allem von der Arbeit der mittleren Führungskräfte abhängen.

> „Wir sind zwar kein Rendite geführtes Unternehmen, aber auch wir müssen Gewinne erwirtschaften, damit wir investieren können. Wichtig ist, dass sich Werteorientierung, Ökonomie und Spiritualität gegenseitig befruchten. Die Ökonomie darf nicht die Oberhand gewinnen."
> Schwester Basina Kloos

8.3 Auswirkungen auf das Profil von Führungskräften in einer Sandwichposition

Welche Auswirkung haben nun die unabänderlich kommenden Veränderungen, die die Zukunft für die Pflege bereit hält, auf das Profil von Führungskräften?

Bei allen tiefgreifenden Veränderungen bleibt die Fähigkeit, Menschen zu führen, die zentrale Kompetenz, die jede Führungskraft mitbringen muss. Dabei entscheidet die Fähigkeit der Stationsleitung und der PDL ein Team zu formen und zusammenzuhalten darüber, ob und wie in Zukunft unter immer schwieriger werdenden Bedingungen das Arbeiten auf der Station funktionieren kann. Von besonderer Relevanz wird die Fähigkeit sein, die anstehende Arbeit intelligent auf das Team zu verteilen, innovative und auf das Team zugeschnittene Dienstpläne zu erstellen, Ausfälle immer wieder gut zu kompensieren und das Team durch Extremsituationen zu führen – auch die nächste Pandemie kommt mit Sicherheit.

Darüber hinaus wird die Fähigkeit, strategisch zu denken, Flexibilität, Organisationstalent und vor allem eine ausgeprägte Kommunikationsfähigkeit immer wichtiger. Diese Kompetenzen können nicht von einer KI oder einer Robotik übernommen werden. Menschen zu begleiten, zu entwickeln, ein Team zu fokussieren und jeden Tag besser zu machen ist etwas, das nicht von einer künstlichen Intelligenz übernommen werden kann.

Allerdings wird die Notwendigkeit nach immer effizienteren Abläufen nicht nur die Führungskräfte, sondern jeden an der Pflege Beteiligten zu einem immer vertiefteren Verständnis von EDV und technischen Hilfsmitteln zwingen. Wichtig ist eine Aufgeschlossenheit für die Möglichkeiten, die sich durch die Digitalisierung und die Nutzung von KI-Robotik für die Pflege ergeben.

Eine besondere Gefahr liegt in diesem Zusammenhang in einer forcierten Verdichtung des Arbeitsalltags. Eine solche Verdichtung findet spürbar seit Einführung von digitalen Hilfsmitteln vom PC bis zum Mobiltelefon statt und stellt eine zunehmende Belastung der Arbeitnehmer statt. Hiervon ist die Pflege nicht ausgenommen. Darüber hinaus wird diese Belastung noch durch eine ständig ungünstiger werdende Pflege/Patienten-Relation nachteilig beeinflusst. Eine solche Entwicklung führt zu einer immer höheren psychischen Belastung, die Führungskräfte intelligent ausgleichen müssen. Auch in diesem Zusammenhang kommt der mittleren Führungsebene die größte Verantwortung zu, da diese sowohl auf individuelle und situative Belastungen als auch auf strukturelle negative Faktoren organisatorisch einwirken müssen. Hierzu zählt u. a. die Personaleinsatzplanung mit ausreichenden Freitagen aber auch der richtige Umgang mit allen neuen Hilfsmitteln. Weder digitale Tools noch Robotik dürfen zu einer weiteren Verdichtung des Arbeitsalltags führen.

Den Führungskräften wird die Aufgabe zukommen, eine intelligente Form der maximalen Arbeitsentlastung zu schaffen, um eine maximale Menschlichkeit in der Pflege aufrecht zu erhalten. Pflege ist ein außergewöhnlicher Beruf. Das Heilen von Krankheiten – vielmehr die Gesundung von Menschen – hat neben der notwendigen fachlichen Expertise in erster Linie etwas mit menschlicher Nähe, Zuwendung und Empathie zu tun.

Vor allem eine intelligente Führung in Sandwichpositionen wird darüber entscheiden, ob die Pflege ihr menschliches Antlitz verliert oder stärkt.

Literatur

Bertram, Ingrid: Wie attraktiv ist der deutsche Arbeitsmarkt?; https://www.tagesschau.de/wirtschaft/arbeitsmarkt/oecd-studie-arbeitsmarkt-deutschland-fachkraefte-100.html; veröffentlicht: 31.01.2024; heruntergeladen: 25.03.2025.

Bundesministerium für Gesundheit: Finanzentwicklung der GKV im 1. Halbjahr 2024; https://www.bundesgesundheitsministerium.de/presse/pressemitteilungen/finanzentwicklung-der-gkv-im-1-halbjahr-2024-pm-06-09-2024.html#:~:text=Die%20Krankenkassen%20verzeichneten%20im%201,sich%20um%201%2C2%20Prozent; veröffentlicht: 06.09.2024; heruntergeladen: 25.03.2025.

Destatis- Pressemitteilung Nr. 121 (Engpassberufe: Pflegefachkräfte verdienten im April 2023 überdurchschnittlich) https://www.destatis.de/DE/Presse/Pressemitteilungen/2024/03/PD24_121_62.html#:~:text=H%C3%B6here%20Bildungsabschl%C3%BCsse%20f%C3%BChren%20im%20

Regelfall,Berufsausbildung%20(3%20714%20EURO); veröffentlicht: 25.03.2024; heruntergeladen 25.03.2025.

Destatis, Pflegekräftevorausberechnung; https://www.destatis.de/DE/Themen/Gesellschaft-Umwelt/Bevoelkerung/Bevoelkerungsvorausberechnung/pflegekraeftevorausberechnung.html?nn=208696#nachfrage; veröffentlicht: 2025; heruntergeladen: 25.03.2025.

Destatis, Pressemitteilung Nr. 33 (Bis 2049 werden voraussichtlich mindestens 280 000 zusätzliche Pflegekräfte benötigt) : https://www.destatis.de/DE/Presse/Pressemitteilungen/2024/01/PD24_033_23_12.html#:~:text=Nach%20dieser%20ung%C3%BCnstigsten%20Variante%20der,in%20Pflegeberufen%20t%C3%A4tigen%20Personen%20entspricht; veröffentlicht: 24.01.2024; heruntergeladen: 25.03.2025.

Dörner, Stephan: Schäm dich, Apple! Ein Steuersatz von 0,005 Prozent ist obszön; https://t3n.de/news/schaem-dich-apple-steuersatz-741049/; veröffentlicht: 30.08.2016; heruntergeladen: 25.03.2025.

Entdecken Sie die Zukunft der Pflege: Die Trendstudie „Pflege 2024"; https://www.myneva.eu/de/de/ressourcen/downloads/trendstudie-pflege-2024; veröffentlicht: k.A.; heruntergeladen: 25.03.2025.

GKV-Spitzenverband: Ausgabenmoratorium jetzt!: https://www.gkv-spitzenverband.de/gkv_spitzenverband/presse/pressemitteilungen_und_statements/pressemitteilung_1991168.jsp; veröffentlicht: 03.03.2025; heruntergeladen: 25.03.2025.

Myneva Group. (2024). Trendstudie Pflege 2024. (D. I. Digitalisierung, m. Group, & D. UNTERNEHMER-Medien, Hrsg.) Myneva.

Verband der Privaten Krankenversicherung e.V. (PKV): Warum die Sozialabgabenquote auf 51 Prozent steigen könnte; https://www.pkv.de/verband/presse/meldungen/warum-die-sozialabgabenquote-auf-51-prozent-steigen-koennte/; veröffentlicht: 09.07.2024; heruntergeladen: 25.04.2025.

Pulimamidi, Rahul: Neue technologische Trends zur Verbesserung des Zugangs zur Gesundheitsversorgung in abgelegenen Gebieten; in: Zeitschrift für Wissenschaft und Technologie 2(4):53–62, Oktober 2021.

Rybicki, Britta: Was das Defizit der Krankenkassen für Versicherte bedeutet; https://www.handelsblatt.com/politik/deutschland/gesundheit-was-das-defizit-der-krankenkassen-fuer-versicherte-bedeutet/100046388.html); veröffentlicht: 19.06.2024; heruntergeladen: 25.04.2025.

Schmidt-Rumposch, Andrea; Lehringer, Sonja; Lux, Gerald: 28. Pflege und Digitalisierung – Die Zukunft der Pflege mitgestalten am Beispiel des klinischen Setting; in: Pflegemanagement und Innovation in der Pflege; Wiesbaden, 2022.

Schwinger, Antje; Kuhlmey, Adelheid; Greß, Stefan; Klauber, Jürgen; Jacobs, Klaus; Behrendt, Susann (Hrsg.); Pflege-Report 2024 „Ankunft der Babyboomer: Herausforderungen für die Pflege"; Heidelberg, 09.12.2024.

Shaik, Thanveer Basha; Tao, Xiaohui: Ein Überblick über die Trends und Herausforderungen bei der Einführung von Methoden zur Verarbeitung natürlicher Sprache für die Analyse von Bildungsfeedback; https://www.researchgate.net/publication/360864723_A_Review_of_the_Trends_and_Challenges_in_Adopting_Natural_Language_Processing_Methods_for_Education_Feedback_Analysis; veröffentlicht: 01.2022; heruntergeladen: 25.03.2025.

Saetra Skaug, Henrik; Fosch-Villaronga, Eduard; Digitalisierung des Gesundheitswesens und der Wandel von Arbeit und Gesellschaft; https://www.mdpi.com/2227-9032/9/8/1007; veröffentlicht: 06.08.2021; heruntergeladen: 25.03.2025.

9783662716816